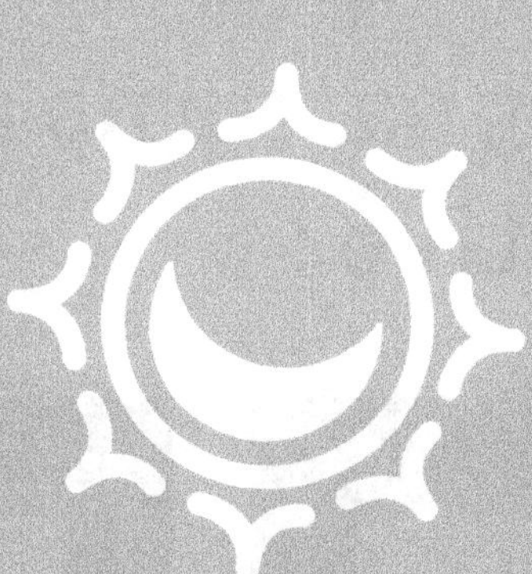

ADDICTION DE MERDE

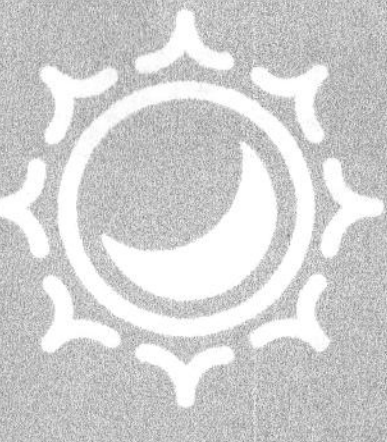

JOURNAL d'intention

COLORIE ET RESTE ZEN !

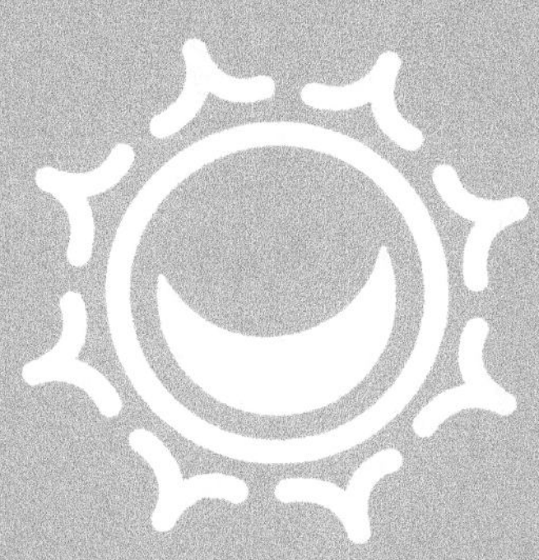

1 page de dessin (25 patterns différents) avec une intention positive :

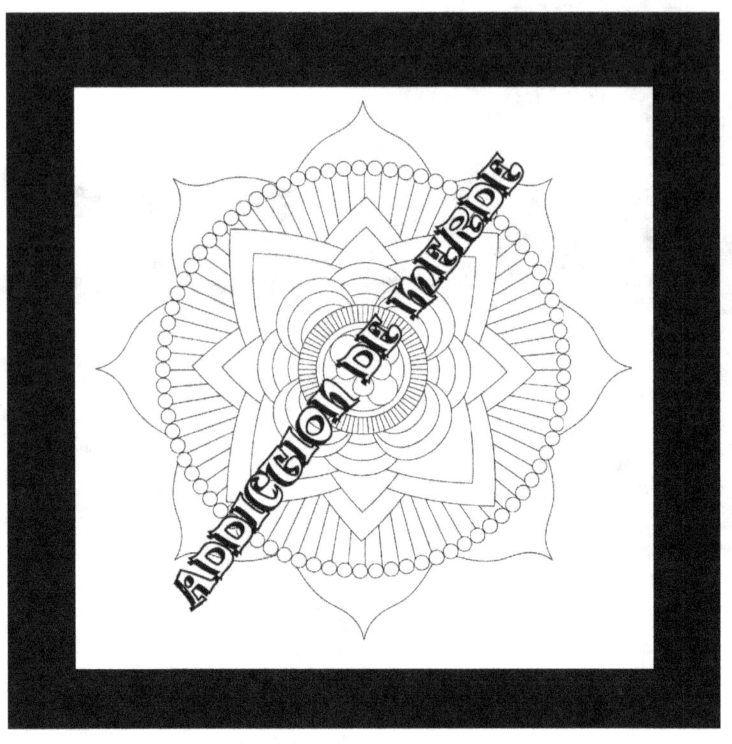

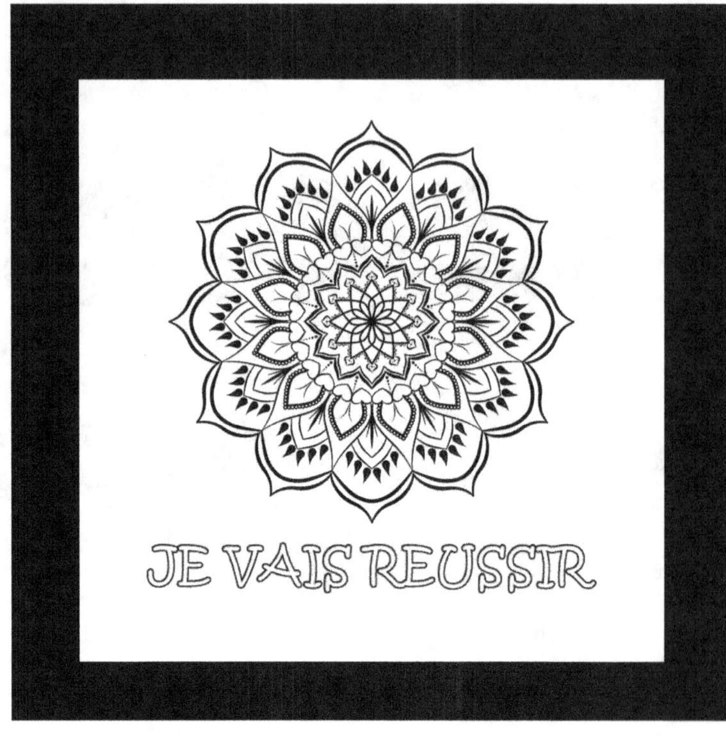

1 page d'intention :

Comment je me sens :

____
____
____
____
____

Ce que je prévois de faire aujourd'hui :

____
____
____
____
____

Ce que je prévois de faire demain :

____
____
____
____
____

Date :

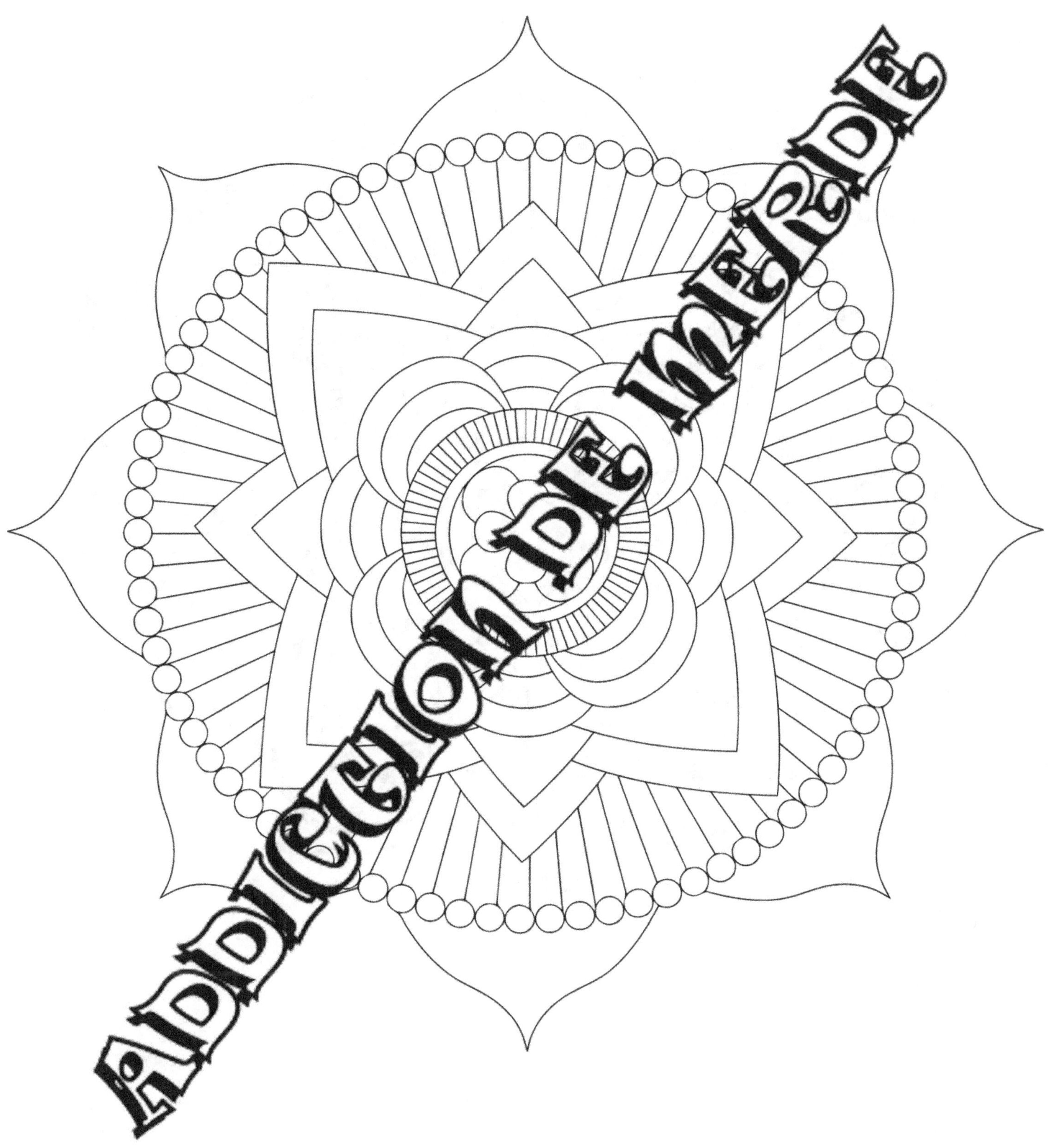

Addiction de merde

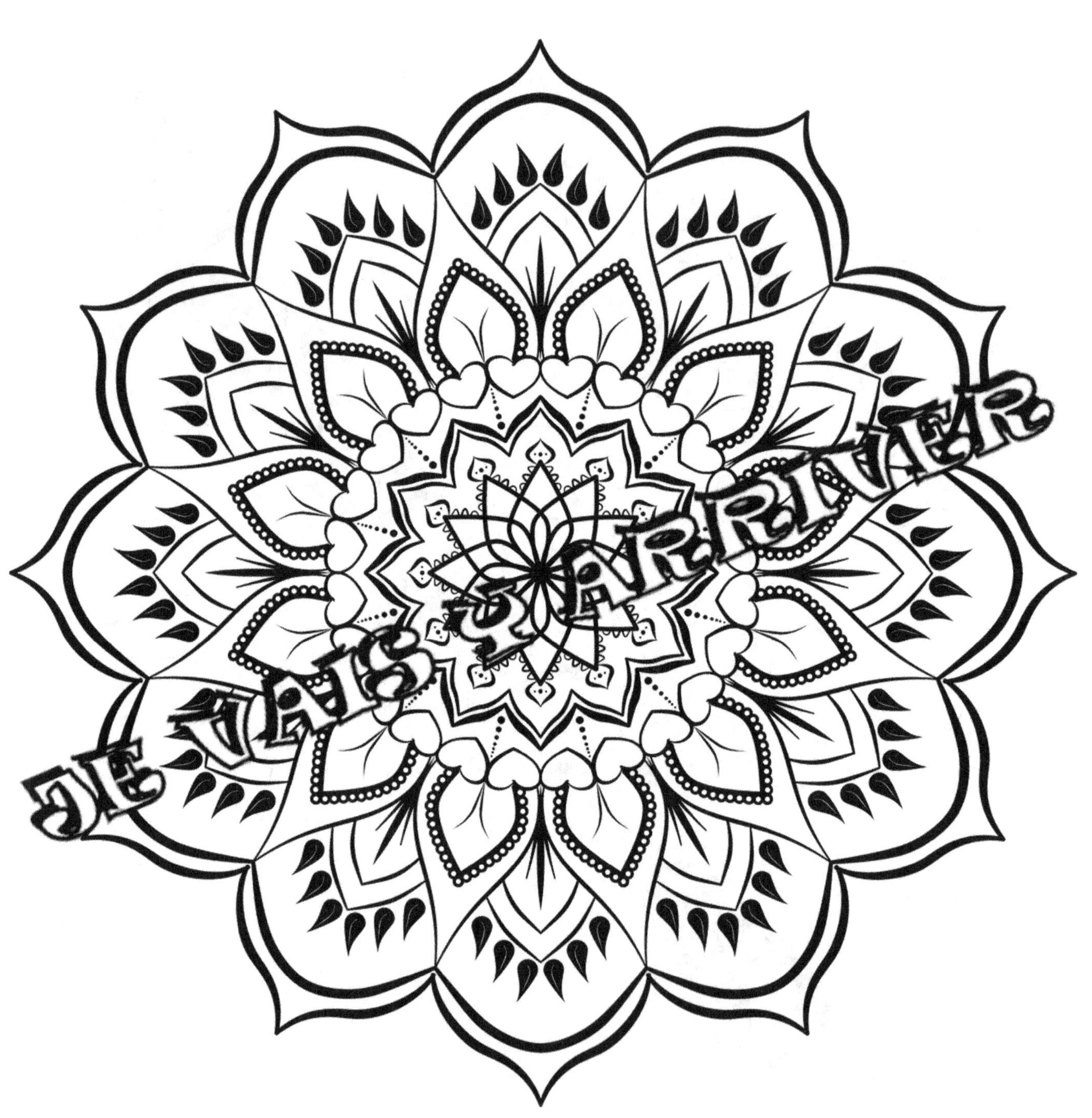
JE VAIS Y ARRIVER

Comment je me sens :

____

____

____

____

Ce que je prévois de faire aujourd'hui :

____

____

____

____

Ce que je prévois de faire demain :

____

____

____

____

Date :

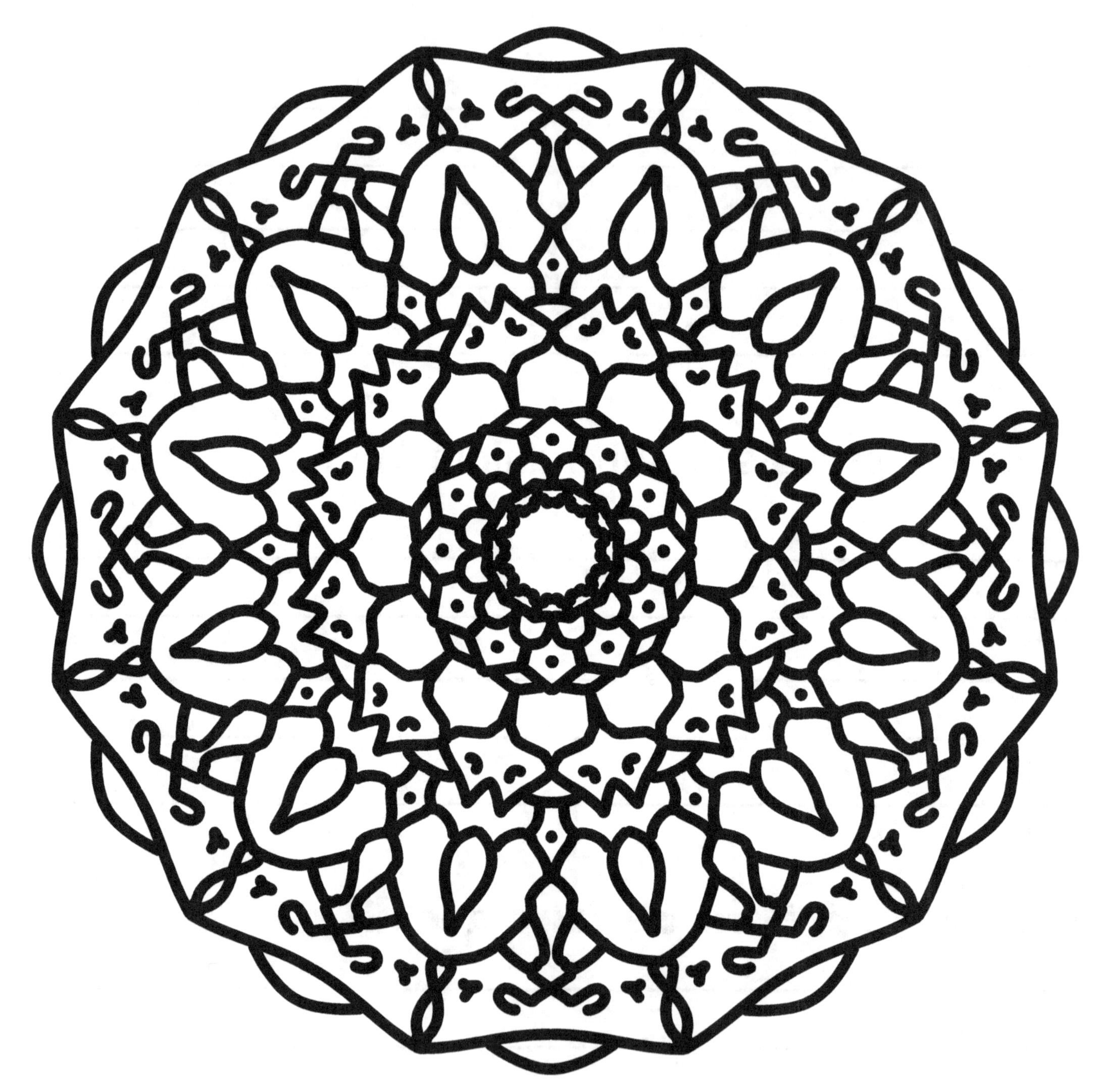

JE VAIS REUSSIR

Comment je me sens :

____

____

____

____

Ce que je prévois de faire aujourd'hui :

____

____

____

____

Ce que je prévois de faire demain :

____

____

____

____

Date :

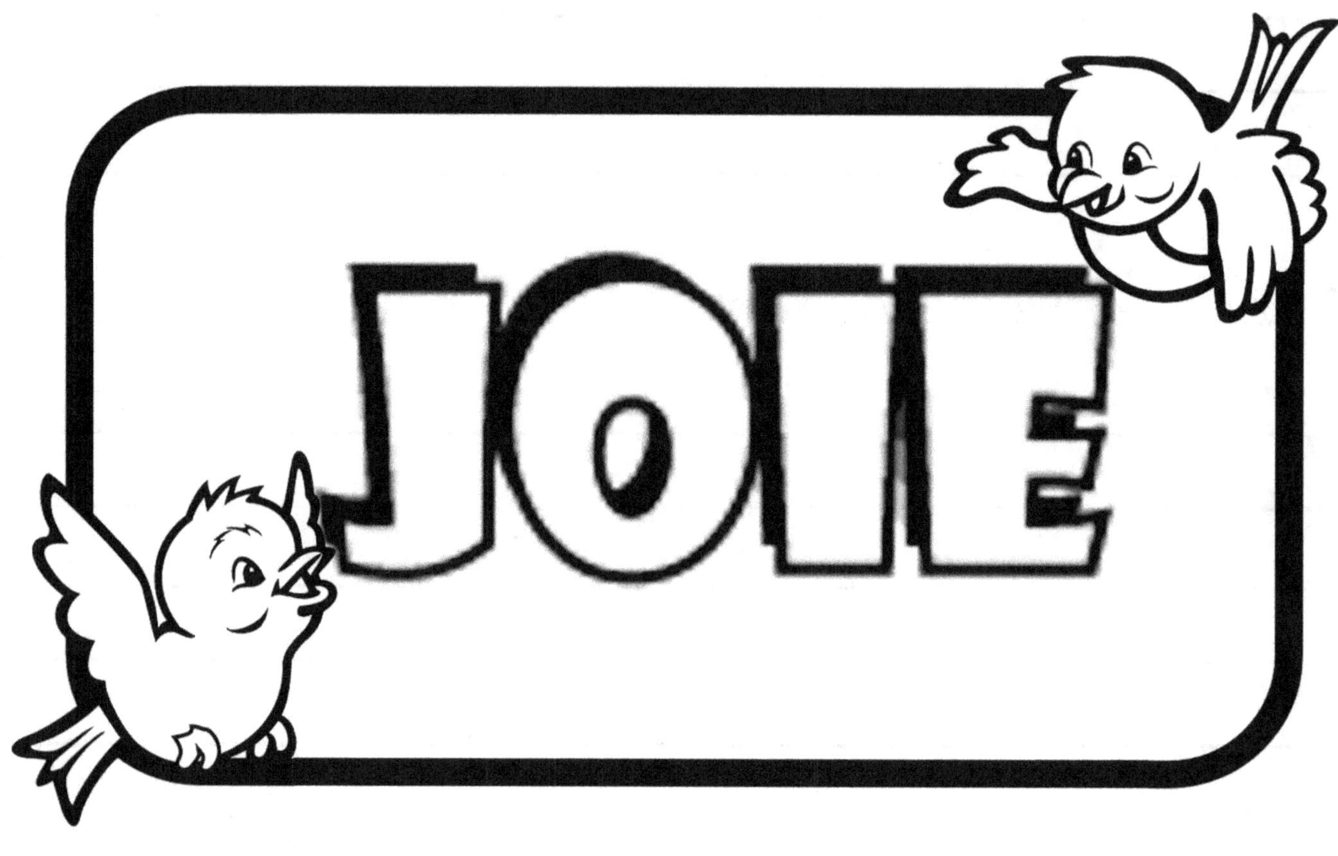

JOIE

Comment je me sens :

____

____

____

____

Ce que je prévois de faire aujourd'hui :

____

____

____

____

Ce que je prévois de faire demain :

____

____

____

____

Date :

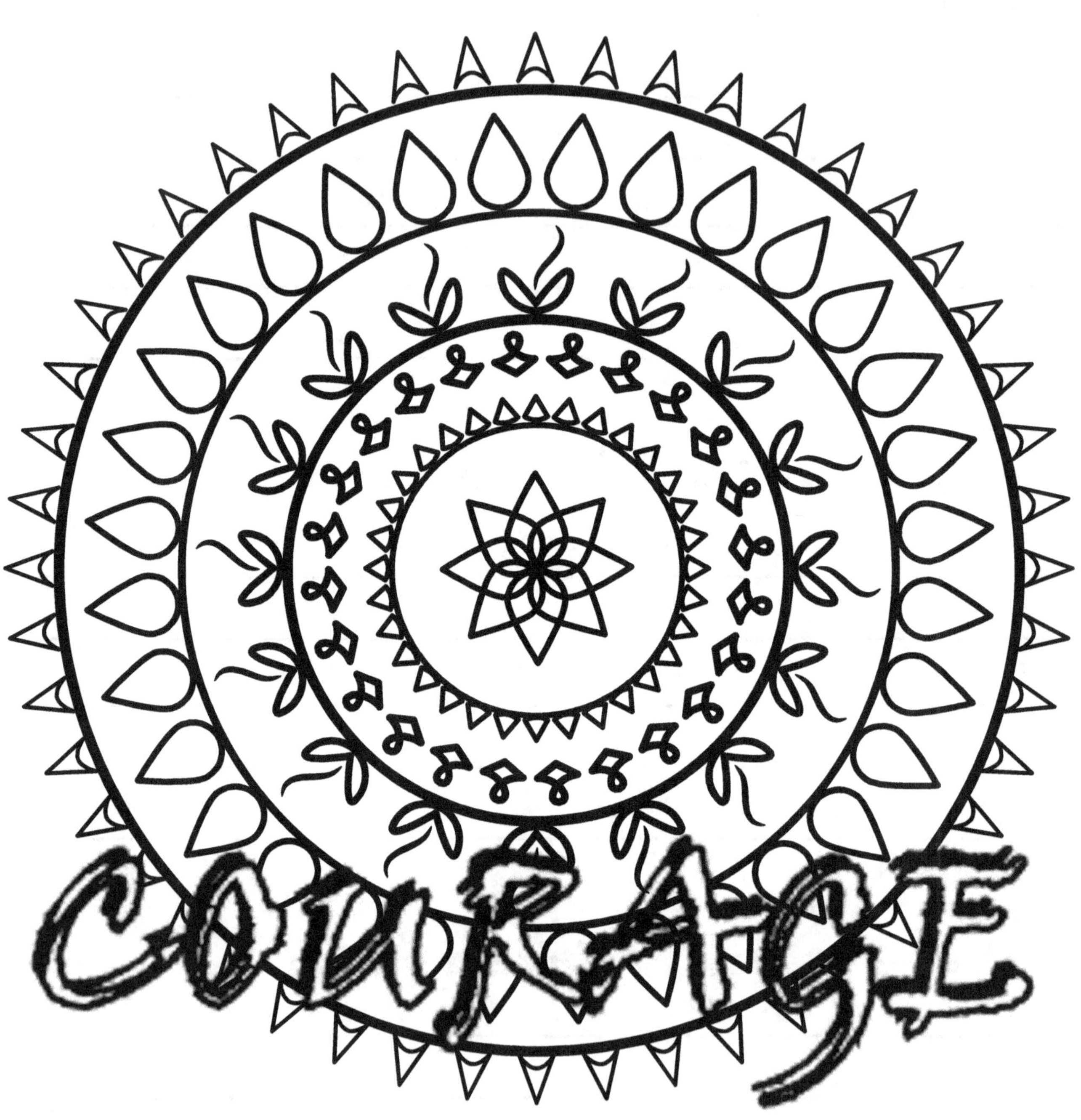
COURAGE

Comment je me sens :

____

____

____

____

Ce que je prévois de faire aujourd'hui :

____

____

____

____

Ce que je prévois de faire demain :

____

____

____

____

Date :

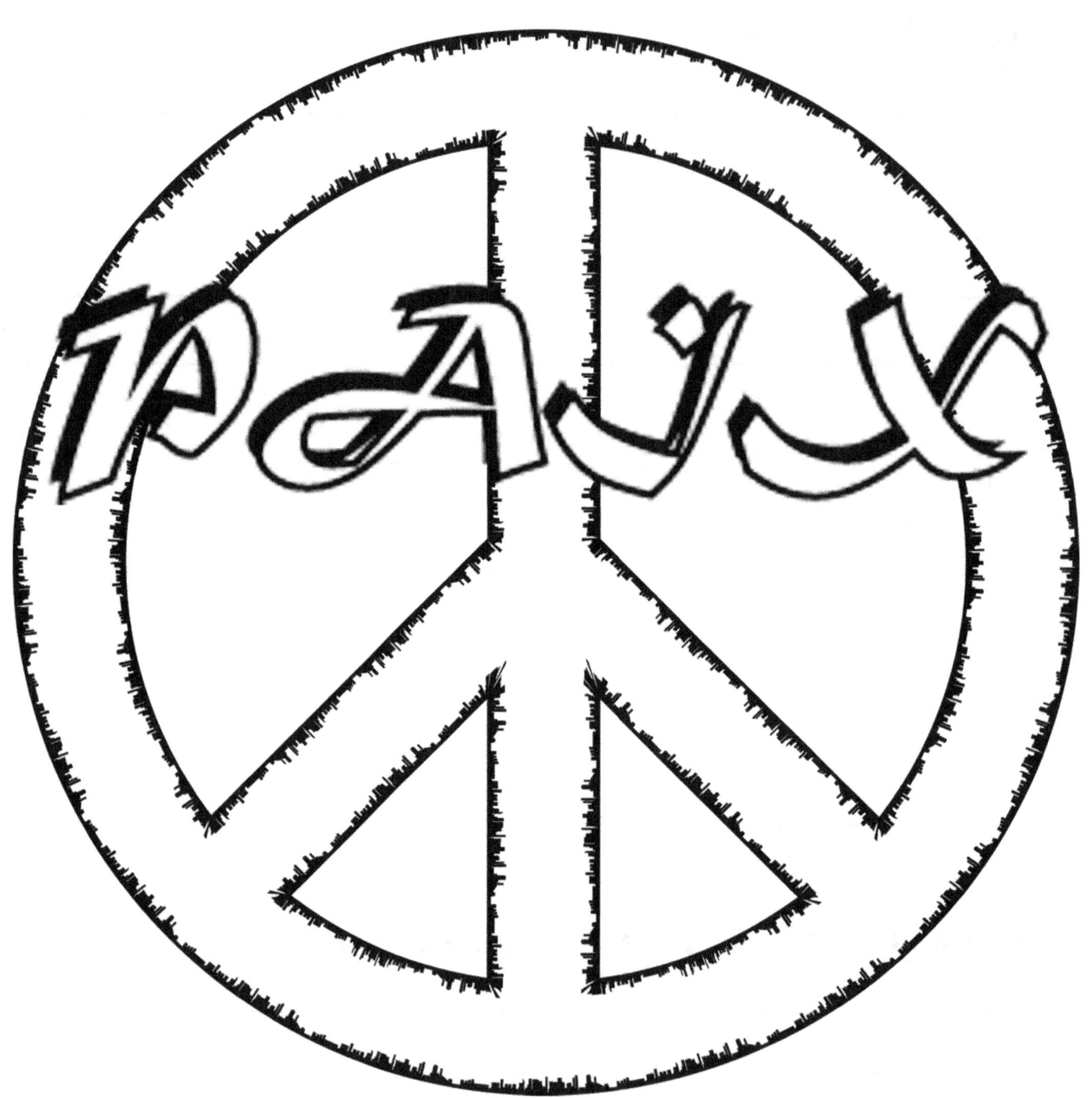
PAX

Comment je me sens :

____

____

____

____

Ce que je prévois de faire aujourd'hui :

____

____

____

____

Ce que je prévois de faire demain :

____

____

____

____

Date :

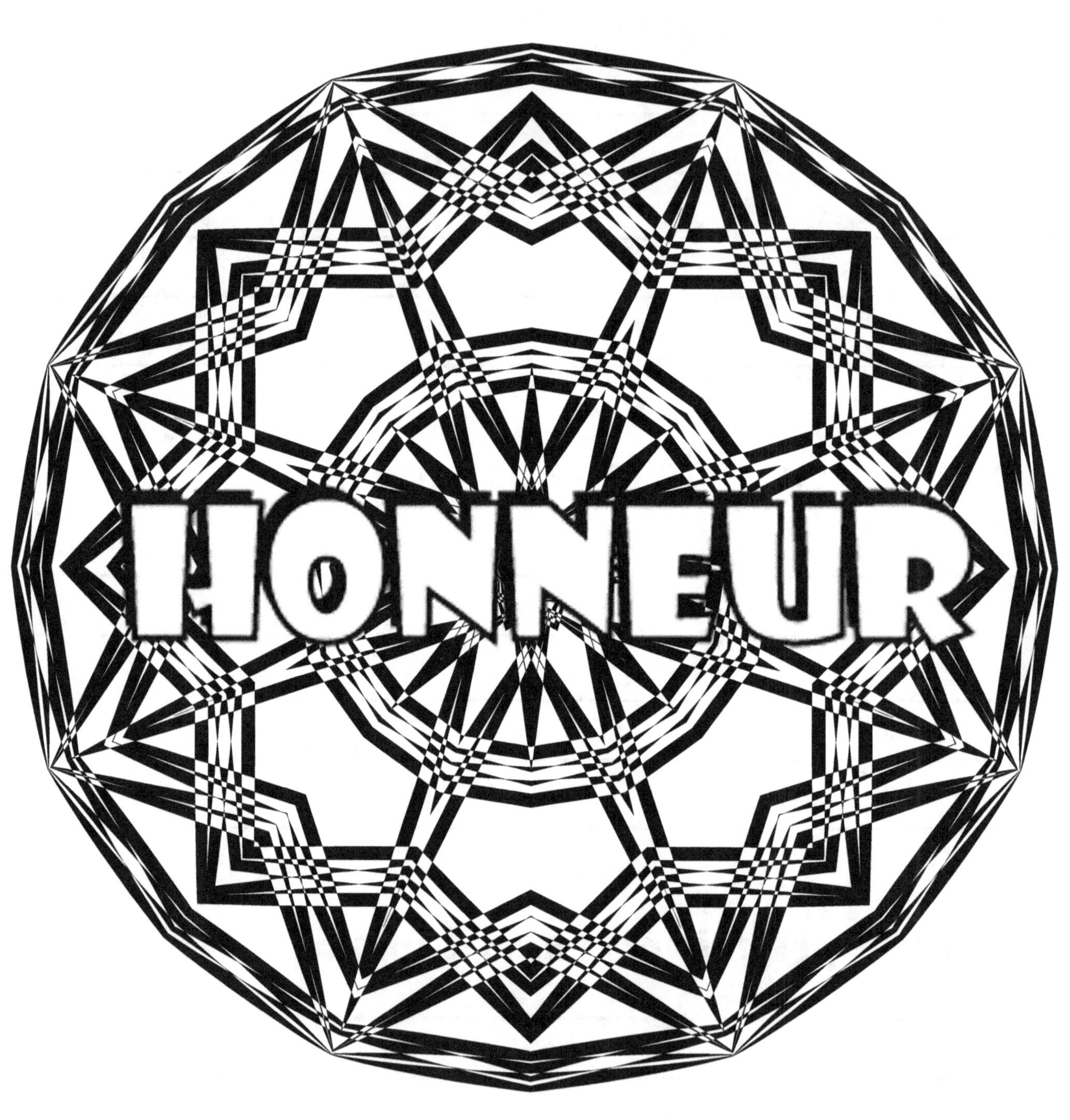
HONNEUR

Comment je me sens :

____

____

____

____

Ce que je prévois de faire aujourd'hui :

____

____

____

____

Ce que je prévois de faire demain :

____

____

____

____

Date :

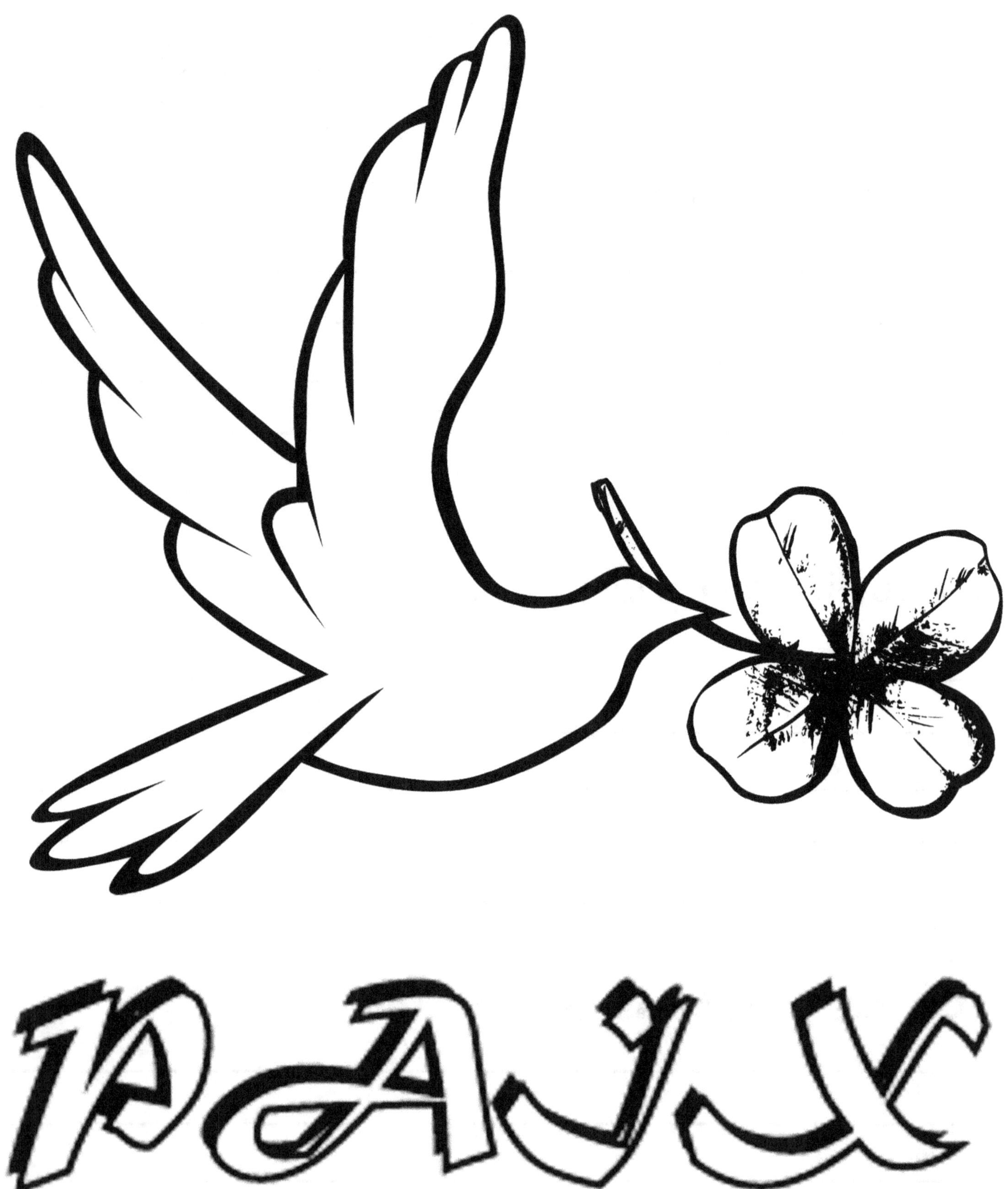
PAX

Comment je me sens :

____

____

____

____

Ce que je prévois de faire aujourd'hui :

____

____

____

____

Ce que je prévois de faire demain :

____

____

____

____

Date :

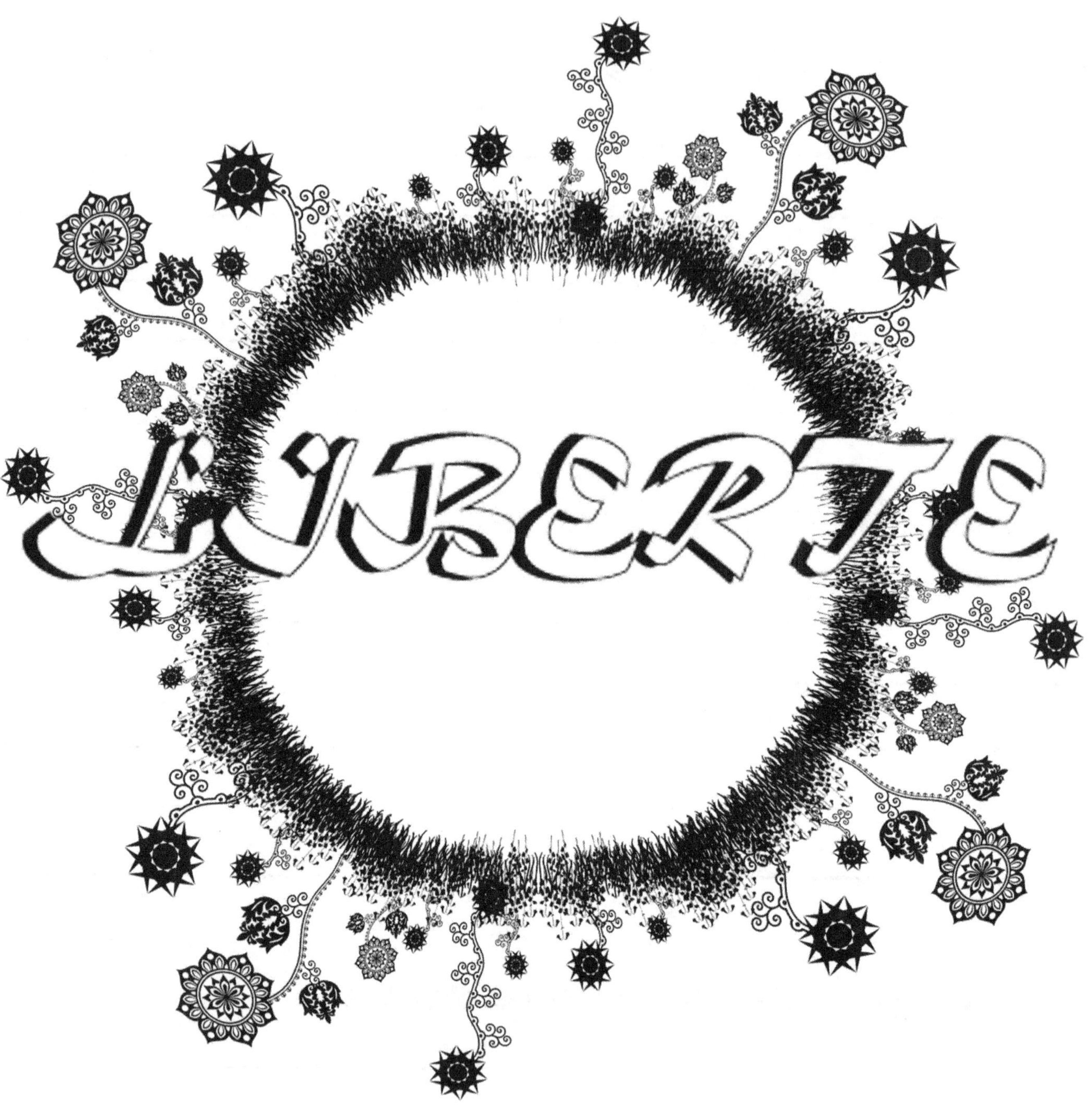
L'LIBERTÉ

Comment je me sens :

____

____

____

____

____

Ce que je prévois de faire aujourd'hui :

____

____

____

____

Ce que je prévois de faire demain :

____

____

____

____

Date :

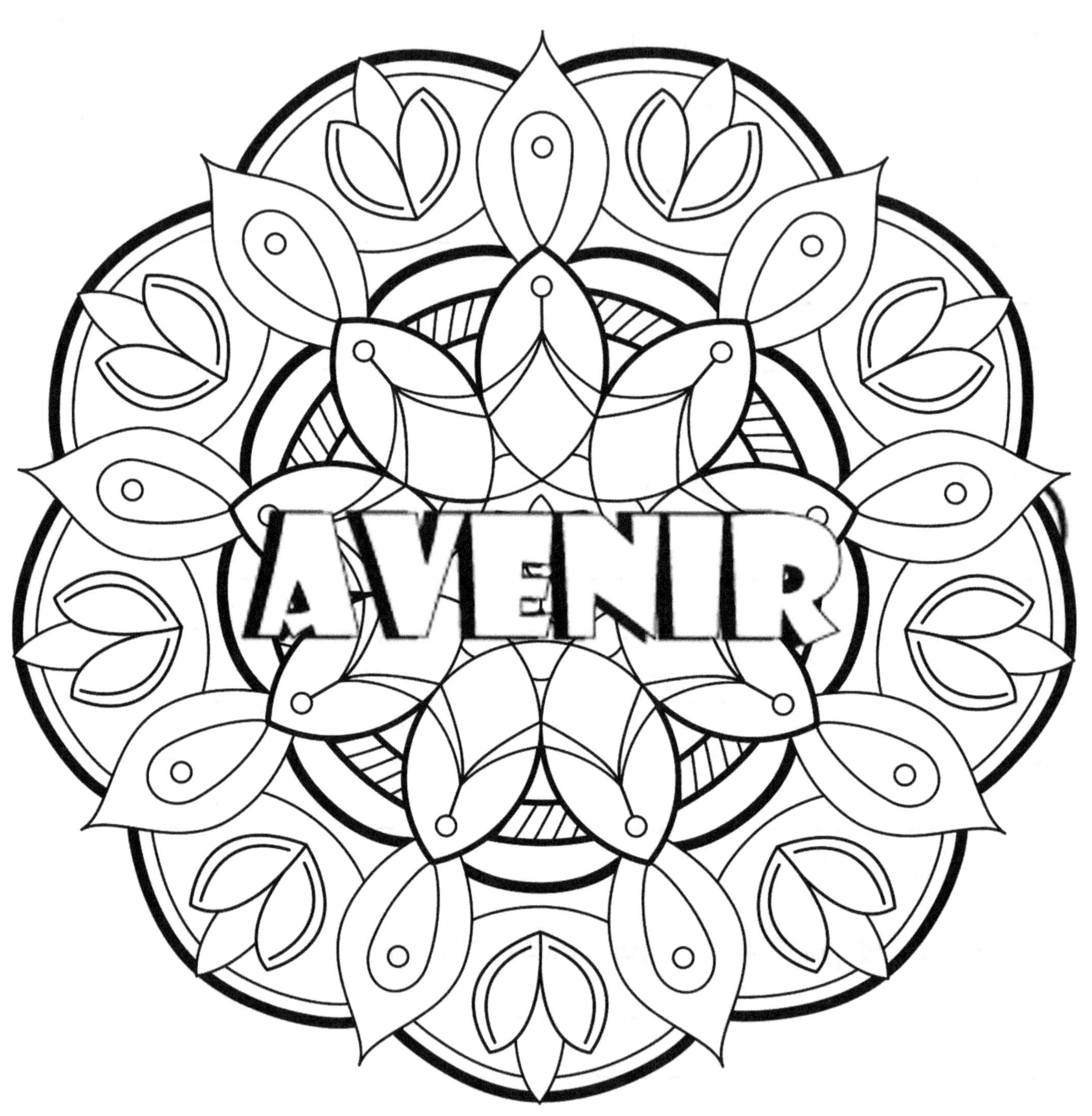
AVENIR

Comment je me sens :

____

____

____

____

Ce que je prévois de faire aujourd'hui :

____

____

____

____

Ce que je prévois de faire demain :

____

____

____

____

Date :

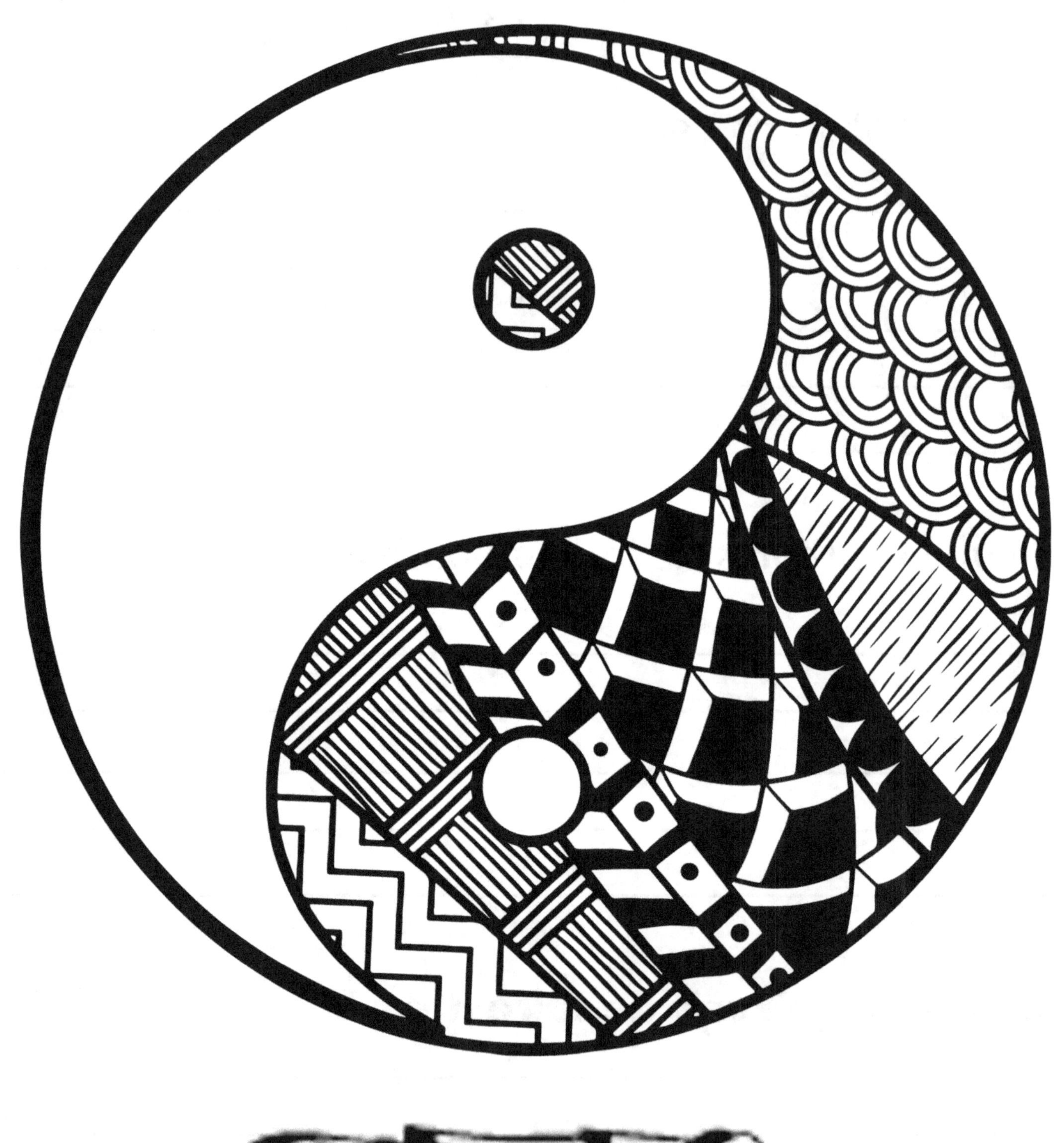

ZEN

Comment je me sens :

____

____

____

____

Ce que je prévois de faire aujourd'hui :

____

____

____

____

Ce que je prévois de faire demain :

____

____

____

____

Date :

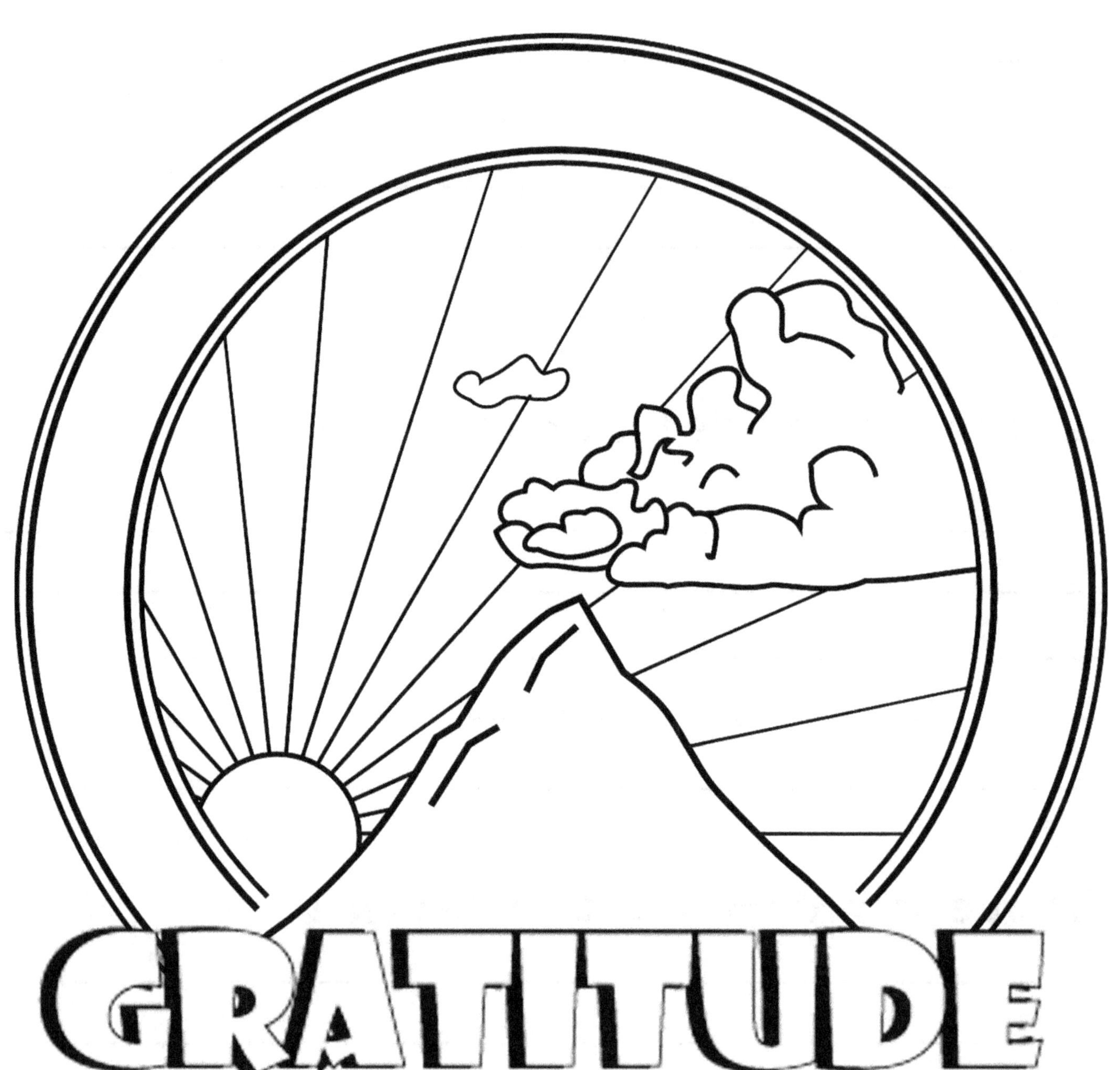
GRATITUDE

Comment je me sens :

____

____

____

____

____

Ce que je prévois de faire aujourd'hui :

____

____

____

____

Ce que je prévois de faire demain :

____

____

____

____

Date :

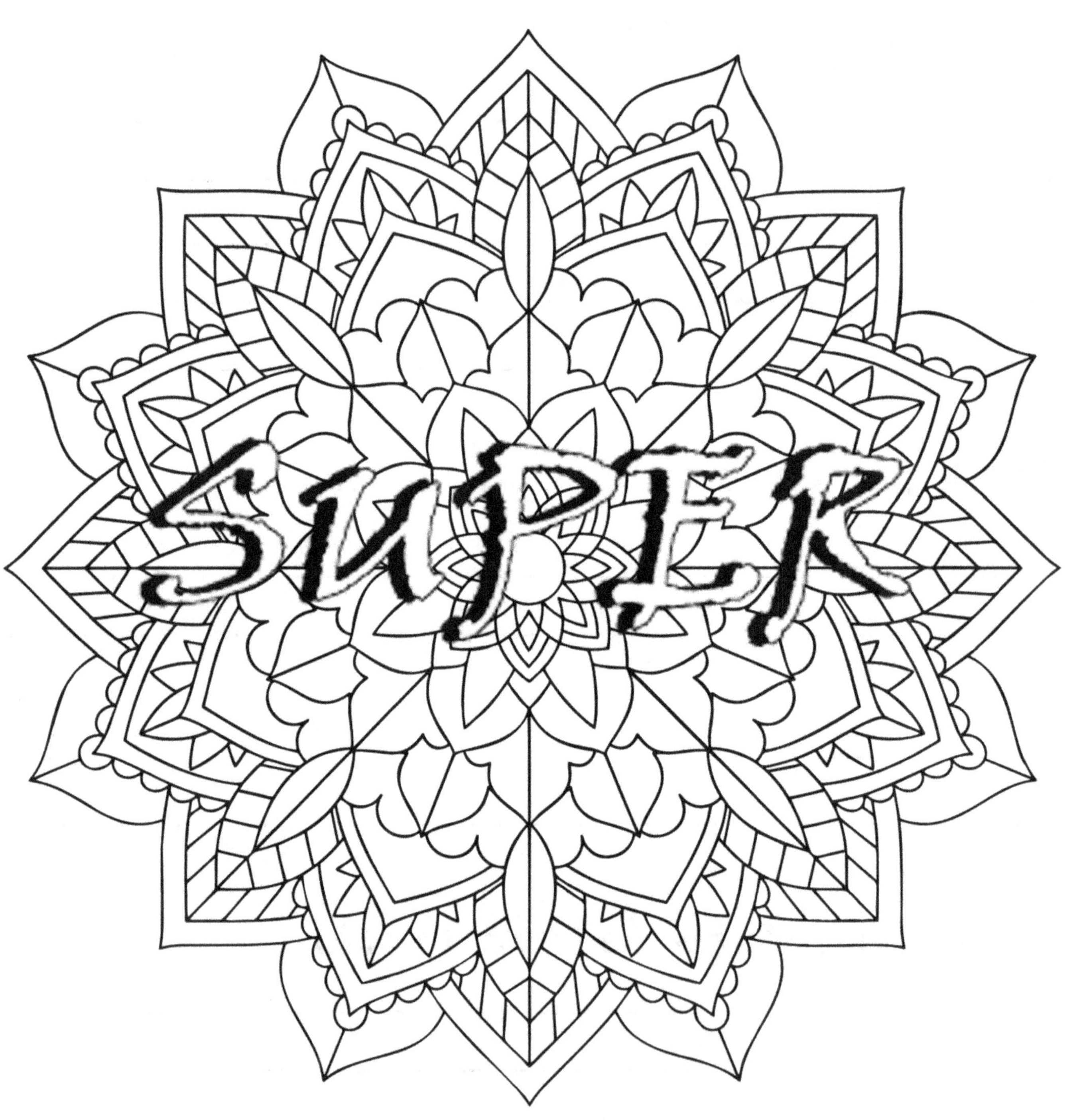
SUPER

Comment je me sens :

____

____

____

____

Ce que je prévois de faire aujourd'hui :

____

____

____

____

Ce que je prévois de faire demain :

____

____

____

____

Date :

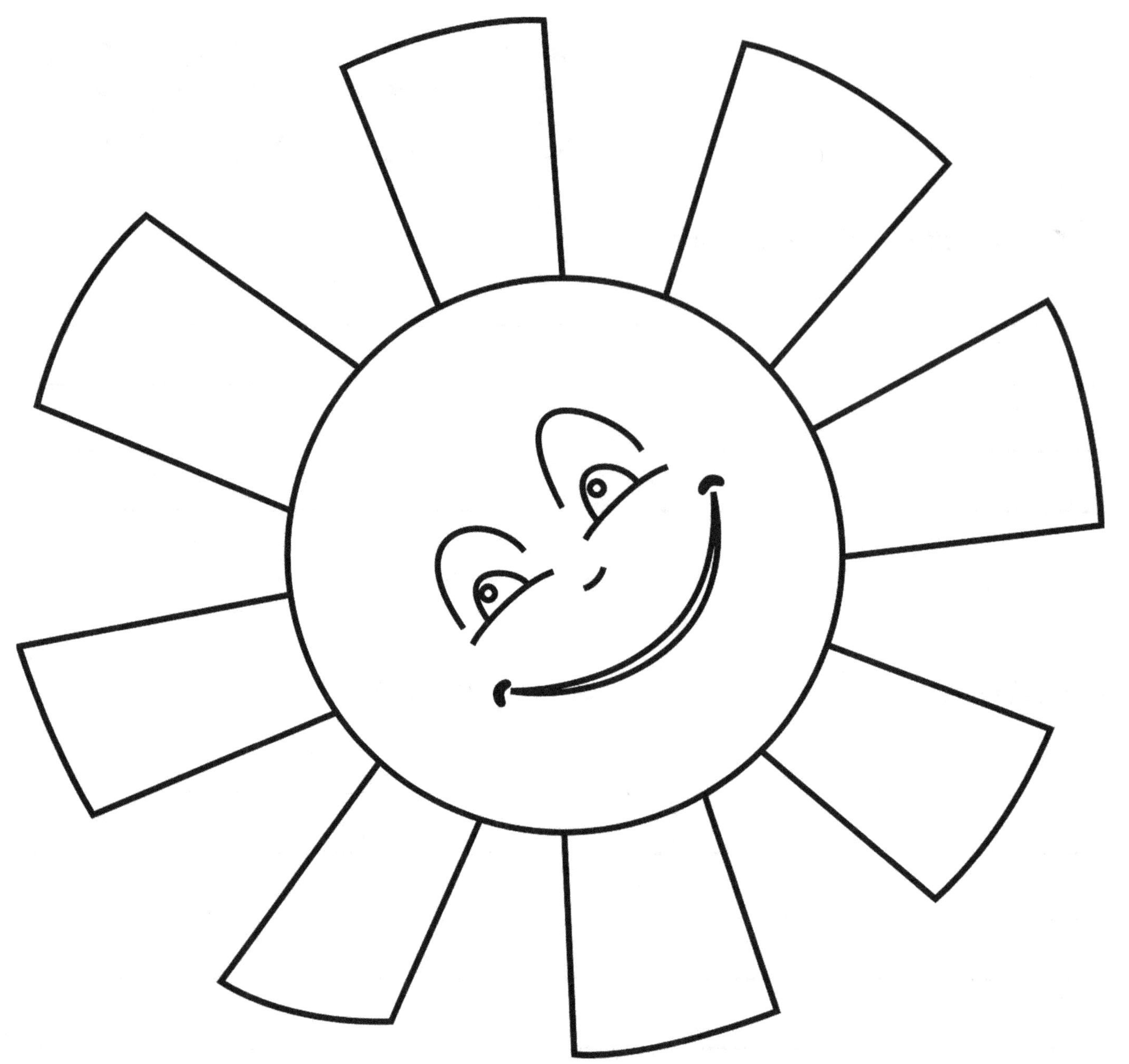
A CHAQUE JOUR
SUFFIT SA PEINE

Comment je me sens :

____

____

____

____

Ce que je prévois de faire aujourd'hui :

____

____

____

____

Ce que je prévois de faire demain :

____

____

____

____

Date :

COURAGE

Comment je me sens :

Ce que je prévois de faire aujourd'hui :

Ce que je prévois de faire demain :

Date :

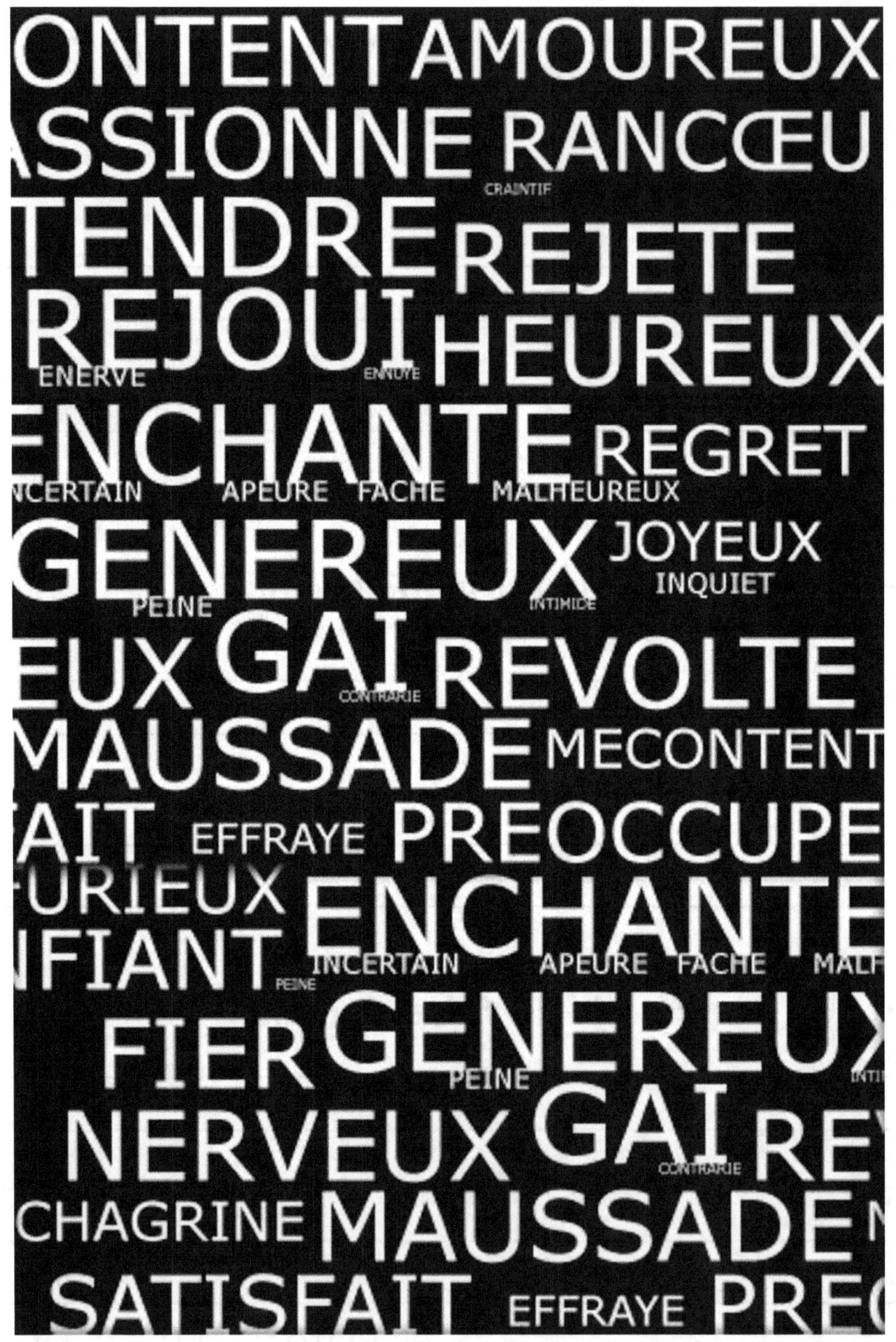

CONTENT
AMOUREUX
PASSIONNE
RANCŒUR
CRAINTIF
TENDRE
REJETE
REJOUI
HEUREUX
ENERVE
ENNUYE
ENCHANTE
REGRET
INCERTAIN
APEURE
FACHE
MALHEUREUX
GENEREUX
JOYEUX
INQUIET
PEINE
INTIMIDE
EUX
GAI
REVOLTE
CONTRARIE
MAUSSADE
MECONTENT
FAIT
EFFRAYE
PREOCCUPE
FURIEUX
ENCHANTE
FIANT
PEINE
INCERTAIN
APEURE
FACHE
MALF
FIER
GENEREUX
PEINE
INTI
NERVEUX
GAI
RE
CONTRARIE
CHAGRINE
MAUSSADE
M
SATISFAIT
EFFRAYE
PREO

Comment je me sens :

____

____

____

____

Ce que je prévois de faire aujourd'hui :

____

____

____

____

Ce que je prévois de faire demain :

____

____

____

____

Date :

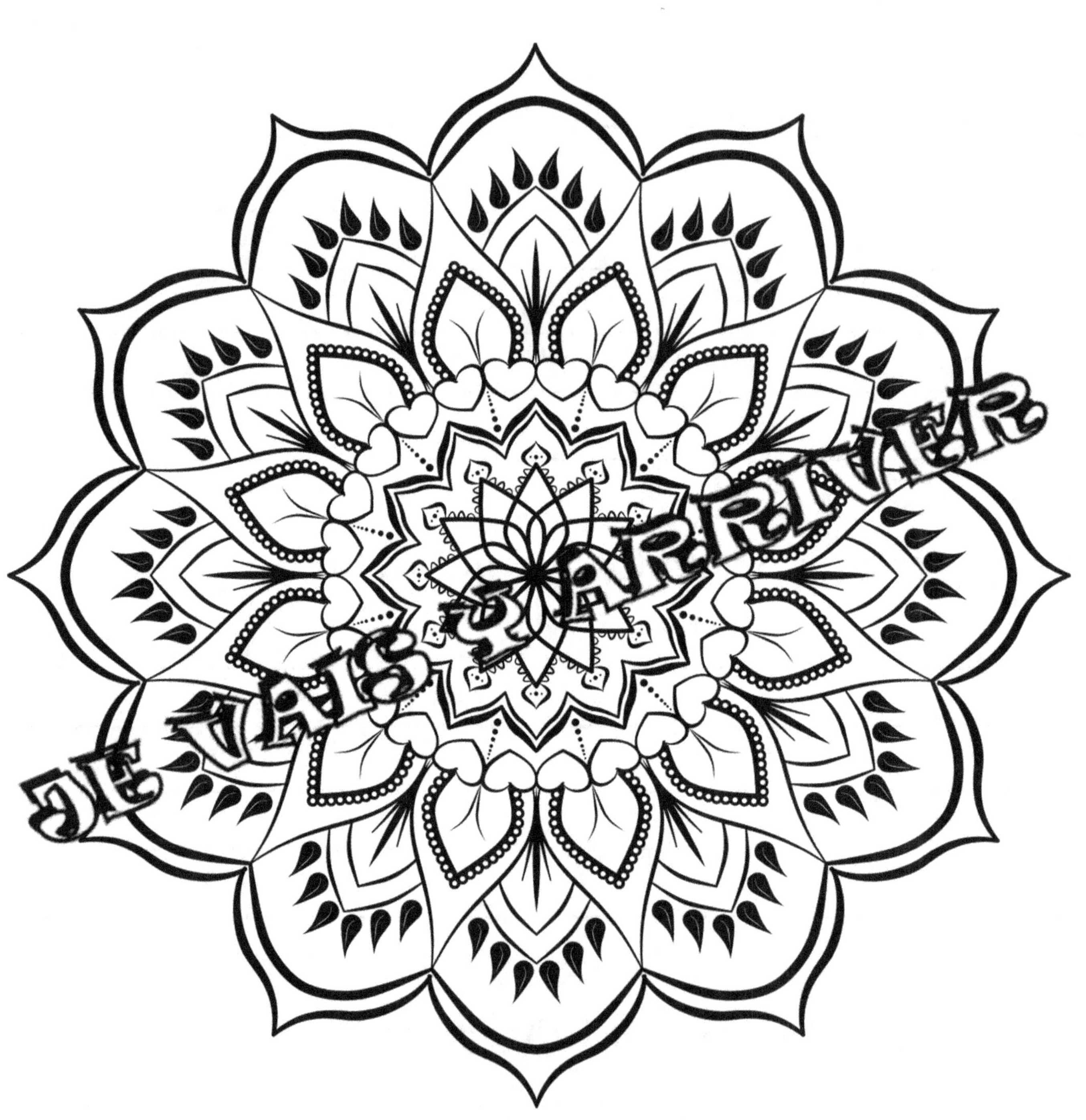
JE VAIS Y ARRIVER

Comment je me sens :

____

____

____

____

Ce que je prévois de faire aujourd'hui :

____

____

____

____

Ce que je prévois de faire demain :

____

____

____

____

Date :

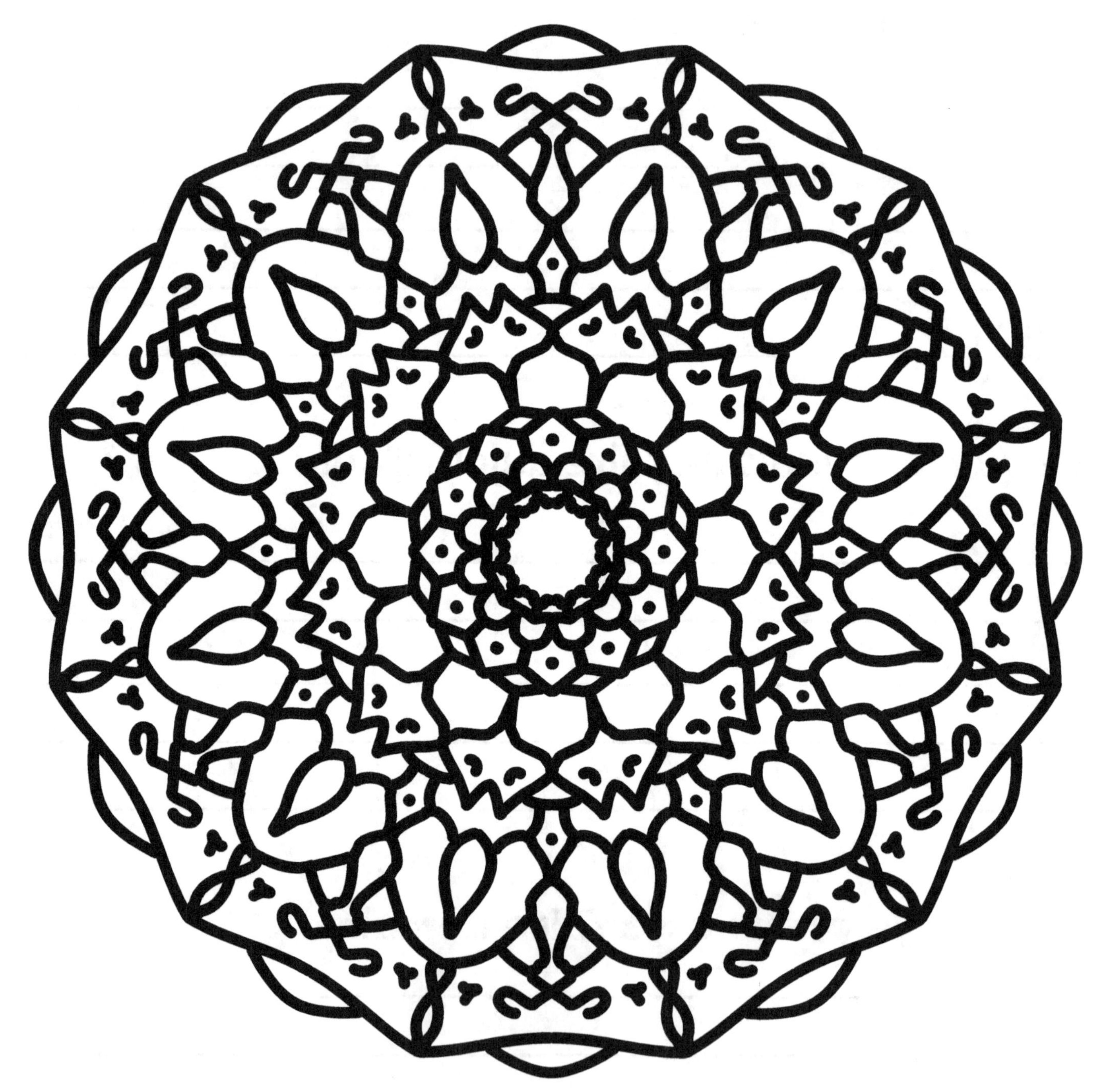

JE VAIS REUSSIR

Comment je me sens :

____

____

____

____

____

Ce que je prévois de faire aujourd'hui :

____

____

____

____

Ce que je prévois de faire demain :

____

____

____

____

Date :

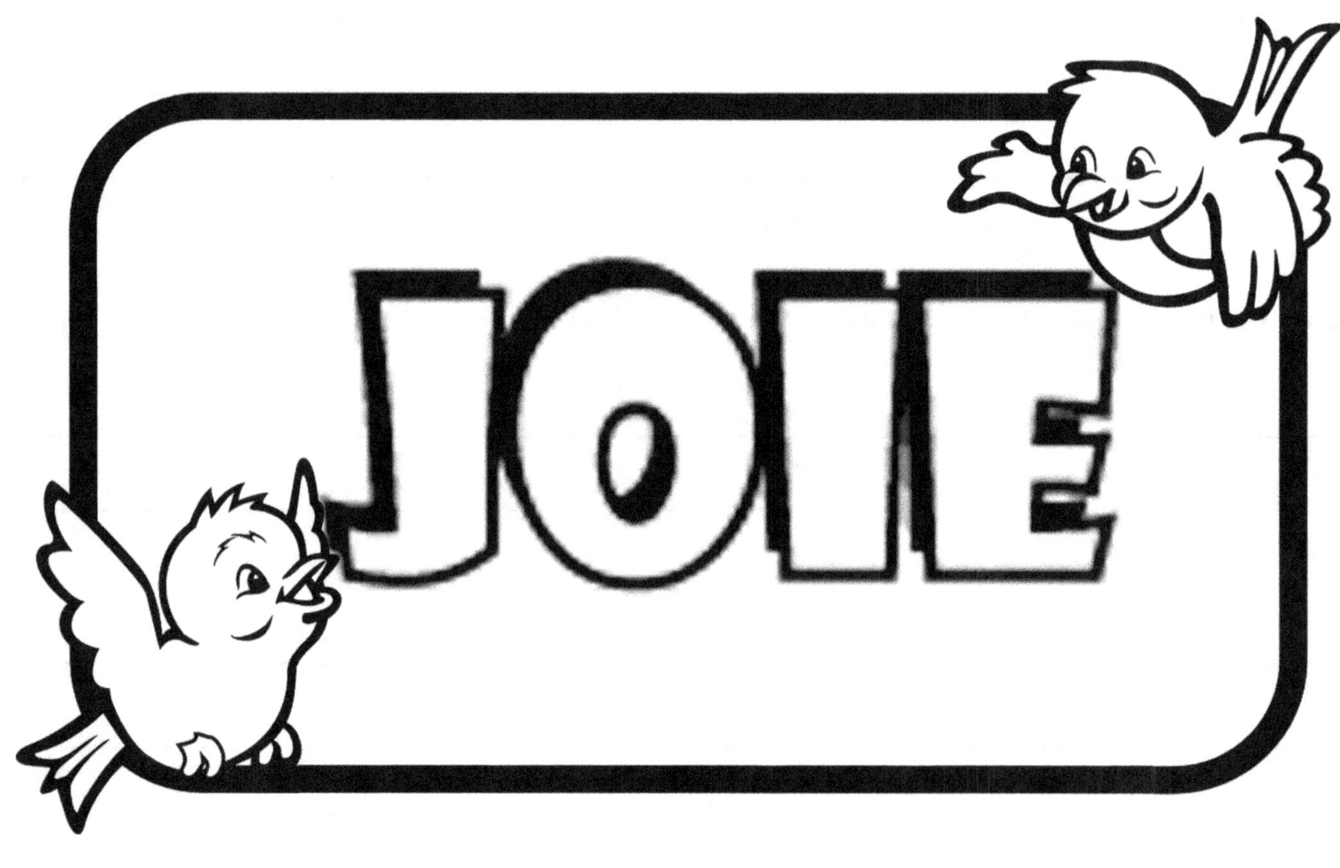

JOIE

Comment je me sens :

____

____

____

____

Ce que je prévois de faire aujourd'hui :

____

____

____

____

Ce que je prévois de faire demain :

____

____

____

____

Date :

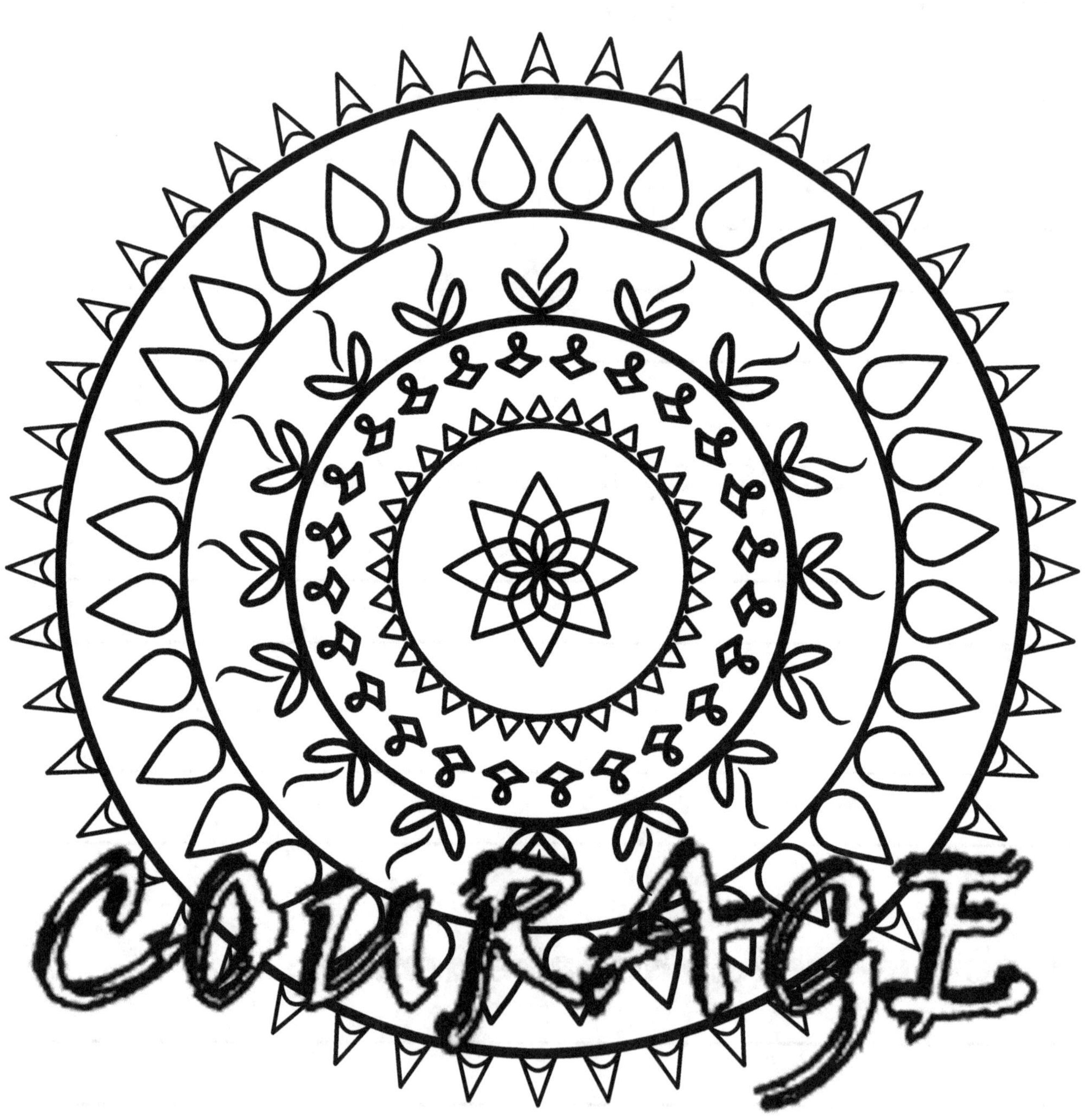
COURAGE

Comment je me sens :

____

____

____

____

Ce que je prévois de faire aujourd'hui :

____

____

____

____

Ce que je prévois de faire demain :

____

____

____

____

Date :

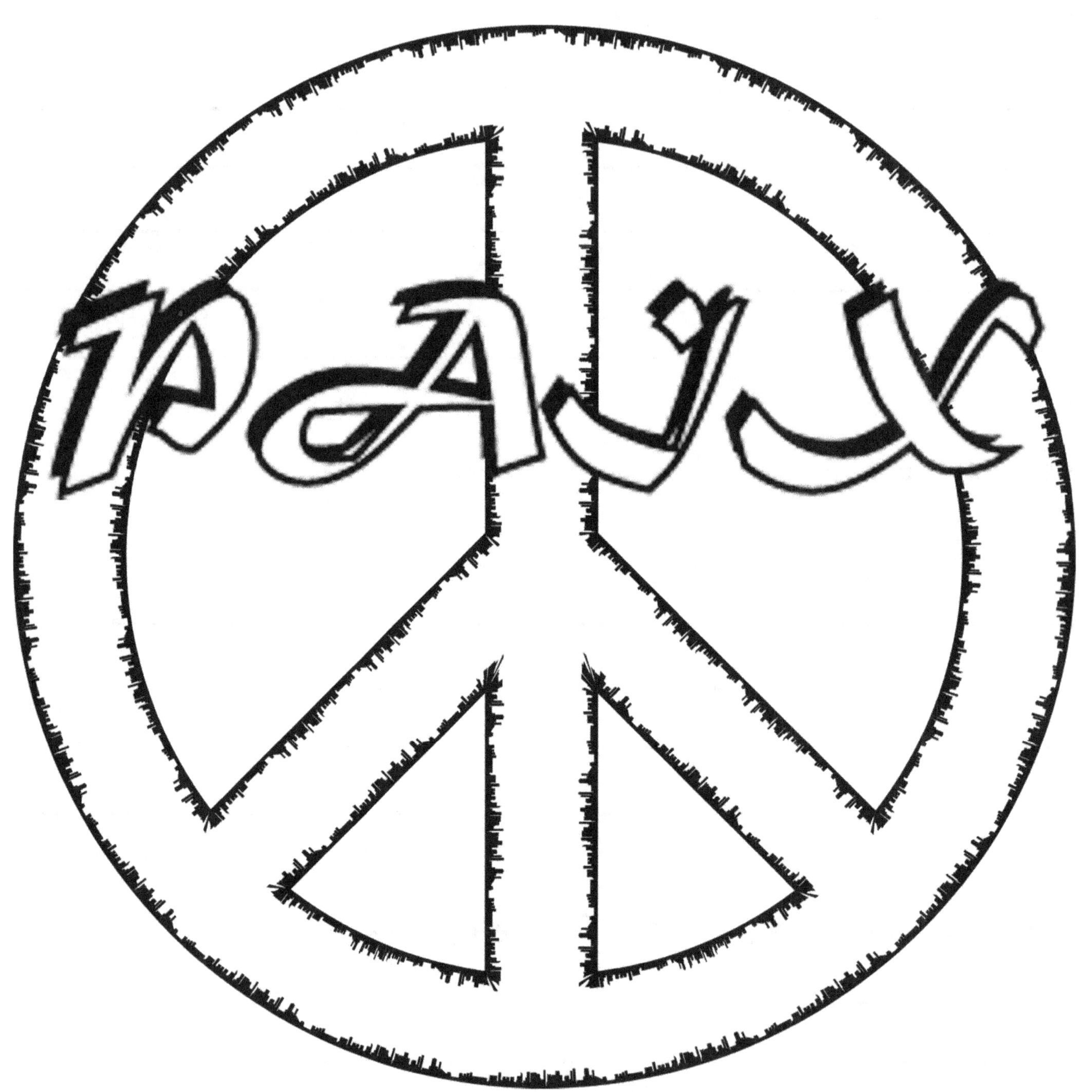

PAIX

Comment je me sens :

____

____

____

____

Ce que je prévois de faire aujourd'hui :

____

____

____

____

Ce que je prévois de faire demain :

____

____

____

____

Date :

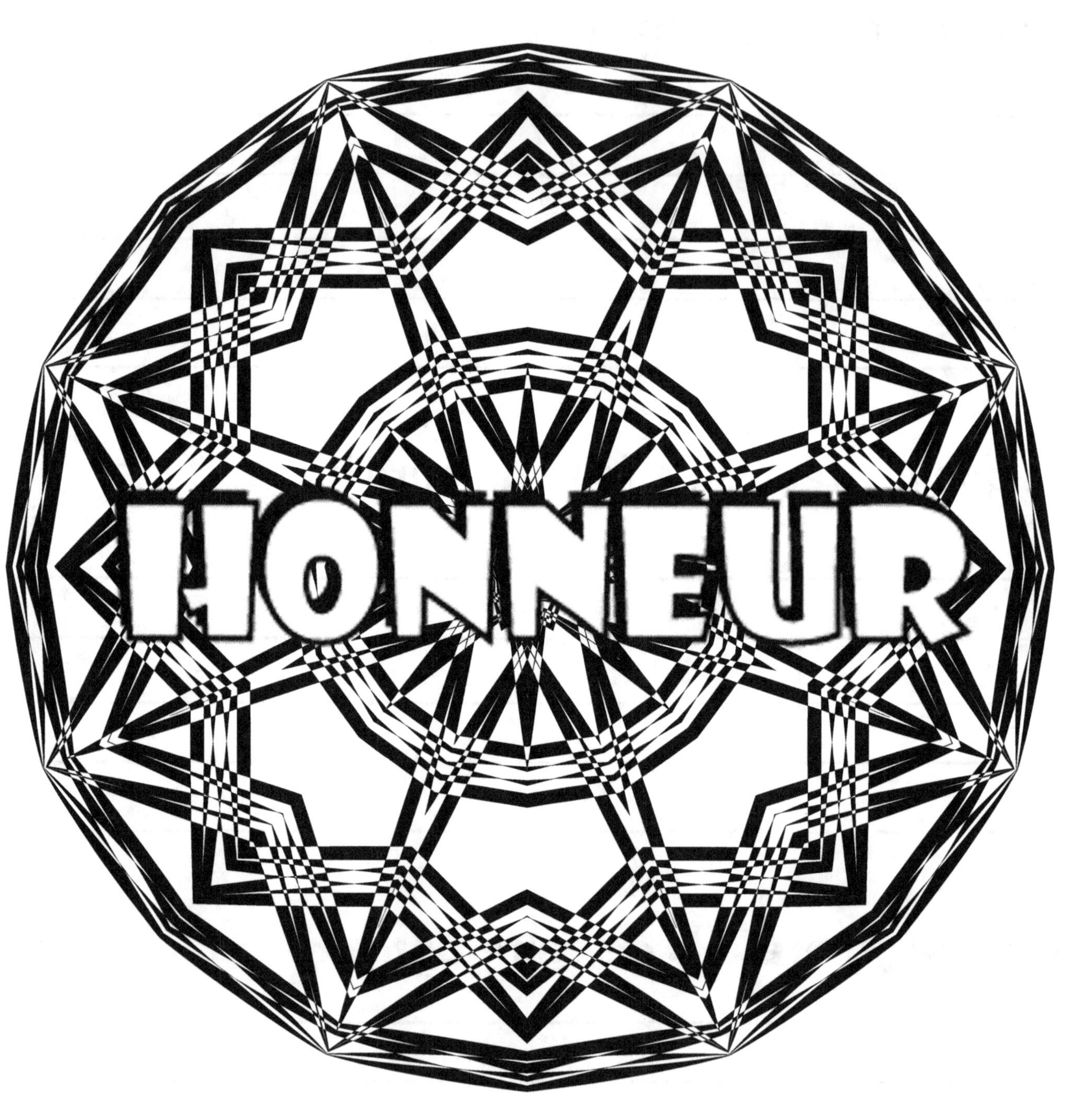
HONNEUR

Comment je me sens :

____

____

____

____

Ce que je prévois de faire aujourd'hui :

____

____

____

____

Ce que je prévois de faire demain :

____

____

____

____

Date :

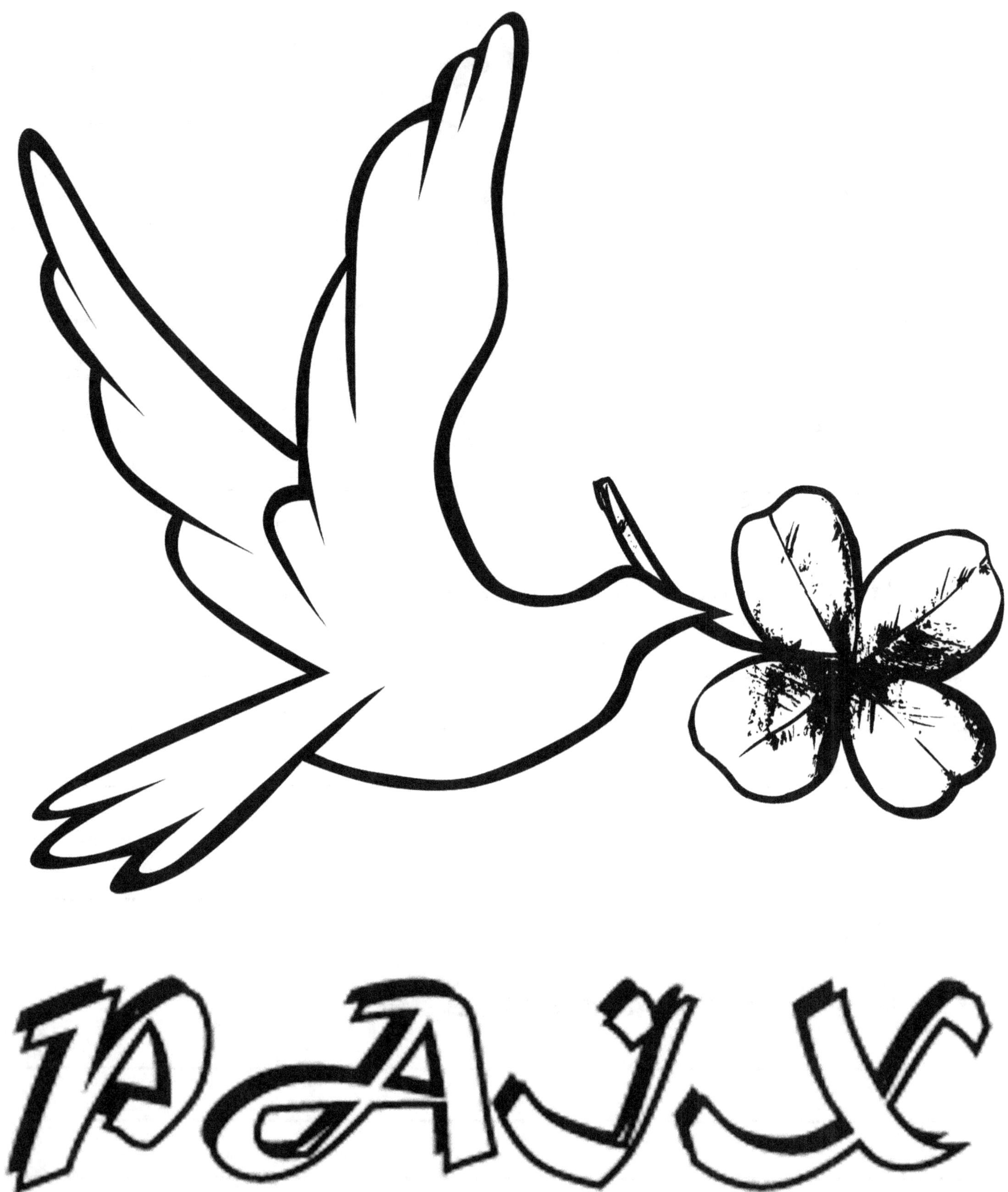

PAX

Comment je me sens :

____

____

____

____

Ce que je prévois de faire aujourd'hui :

____

____

____

____

Ce que je prévois de faire demain :

____

____

____

____

Date :

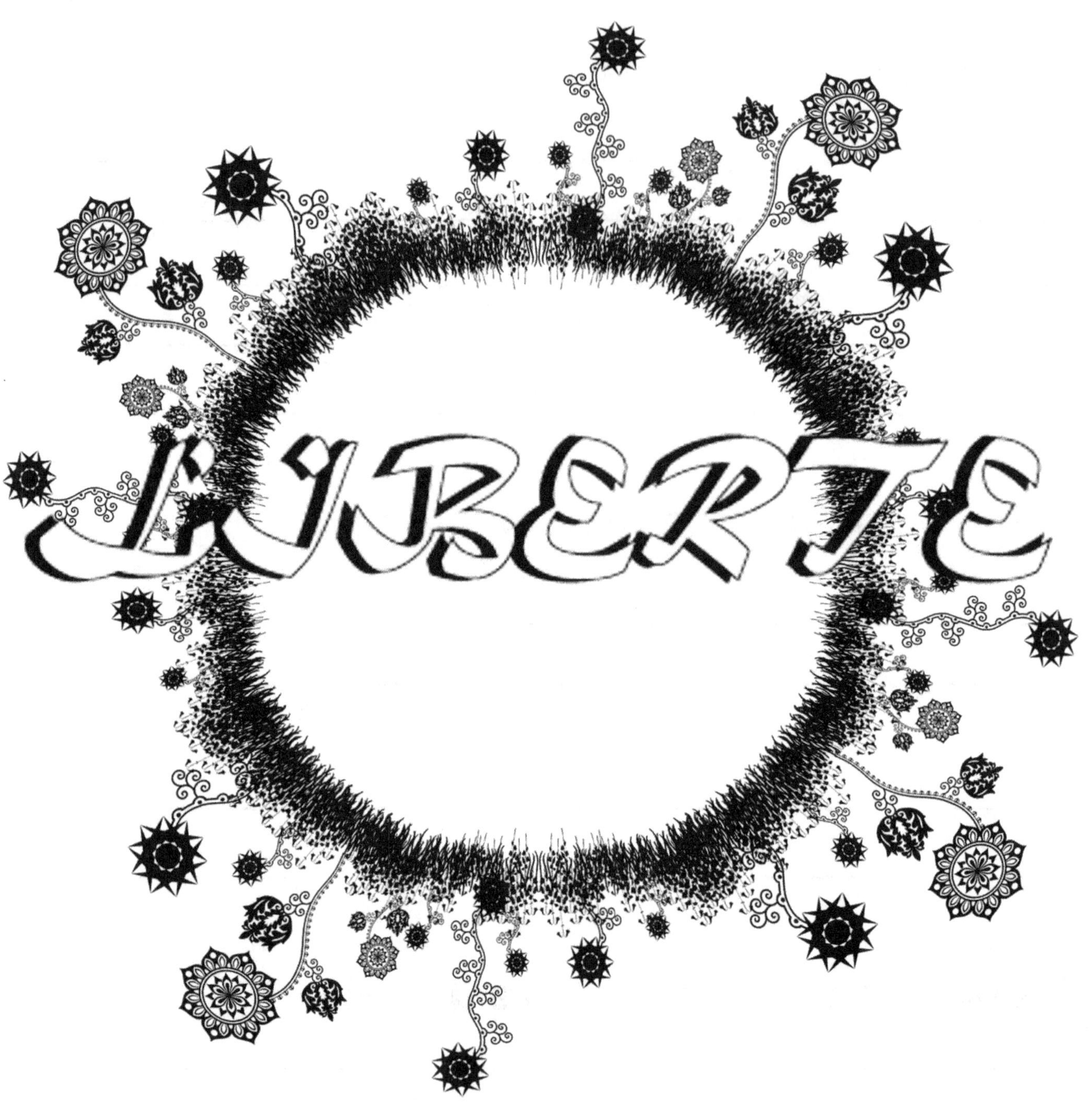
LIBERTE

Comment je me sens :

____

____

____

____

Ce que je prévois de faire aujourd'hui :

____

____

____

____

Ce que je prévois de faire demain :

____

____

____

____

Date :

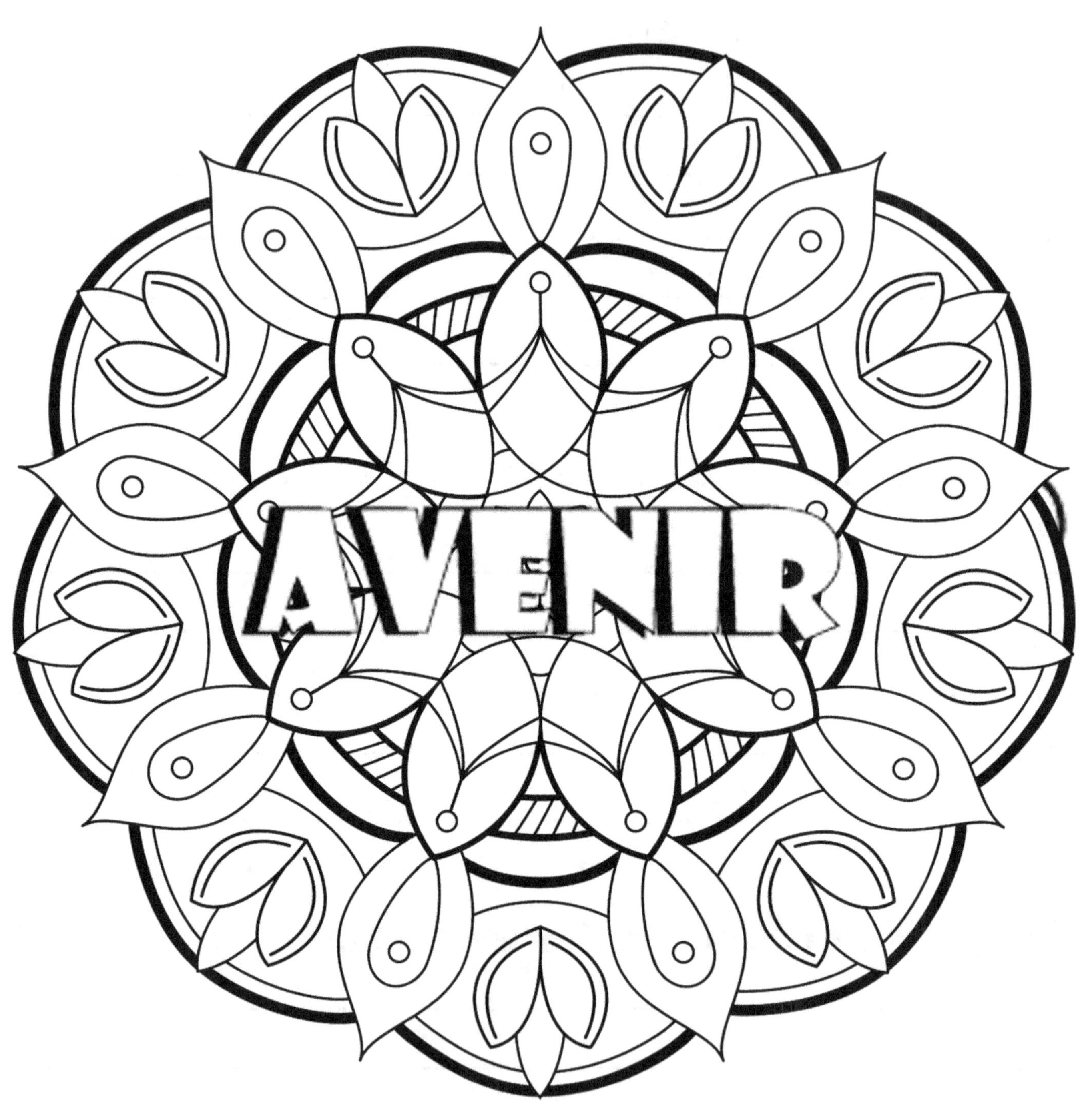
AVENIR

Comment je me sens :

____

____

____

____

____

Ce que je prévois de faire aujourd'hui :

____

____

____

____

Ce que je prévois de faire demain :

____

____

____

____

Date :

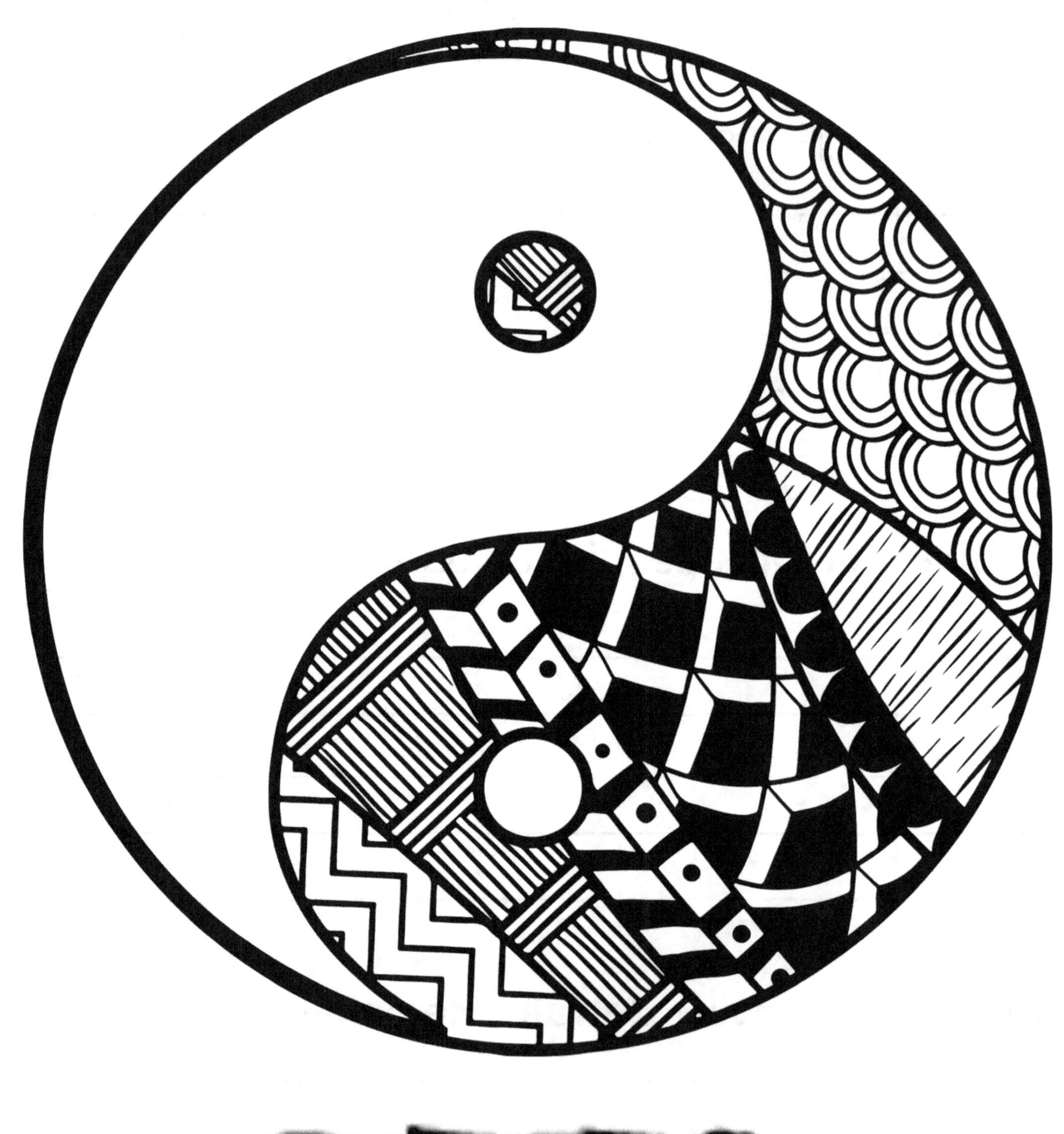

ZEN

Comment je me sens :

____

____

____

____

____

Ce que je prévois de faire aujourd'hui :

____

____

____

____

Ce que je prévois de faire demain :

____

____

____

____

Date :

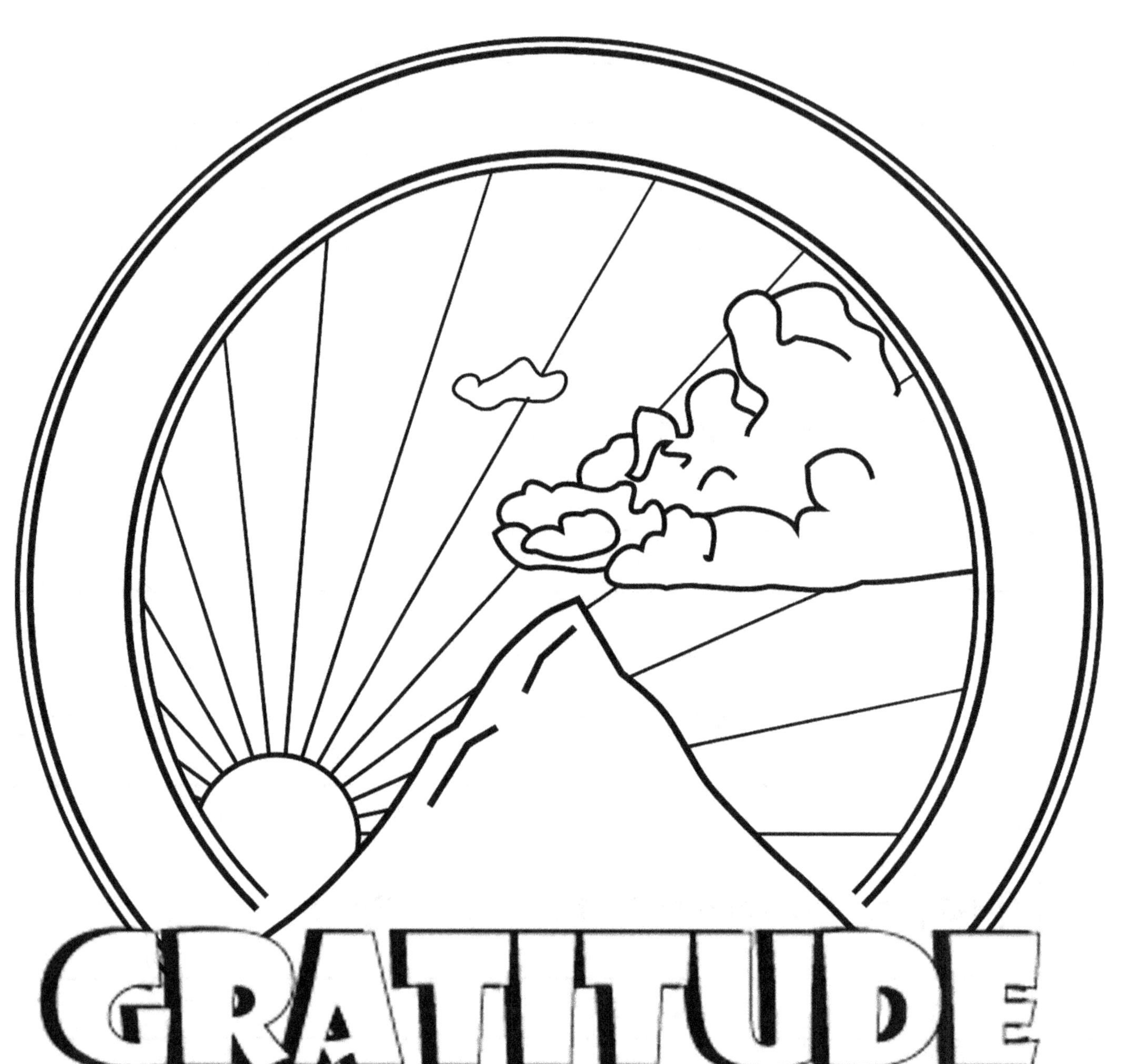

GRATITUDE

Comment je me sens :

____

____

____

____

Ce que je prévois de faire aujourd'hui :

____

____

____

____

Ce que je prévois de faire demain :

____

____

____

____

Date :

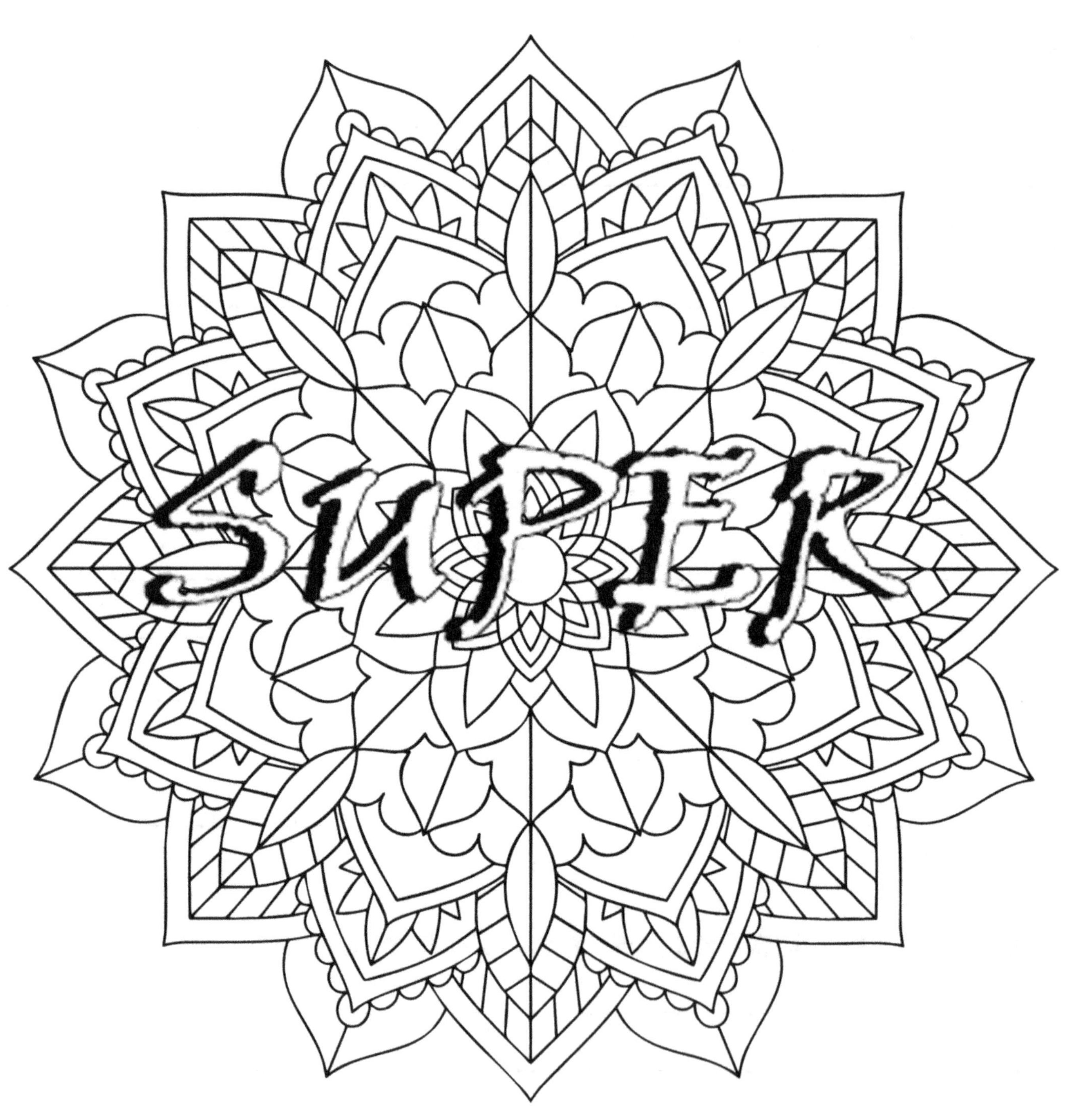

SUPER

Comment je me sens :

____

____

____

____

Ce que je prévois de faire aujourd'hui :

____

____

____

____

Ce que je prévois de faire demain :

____

____

____

____

Date :

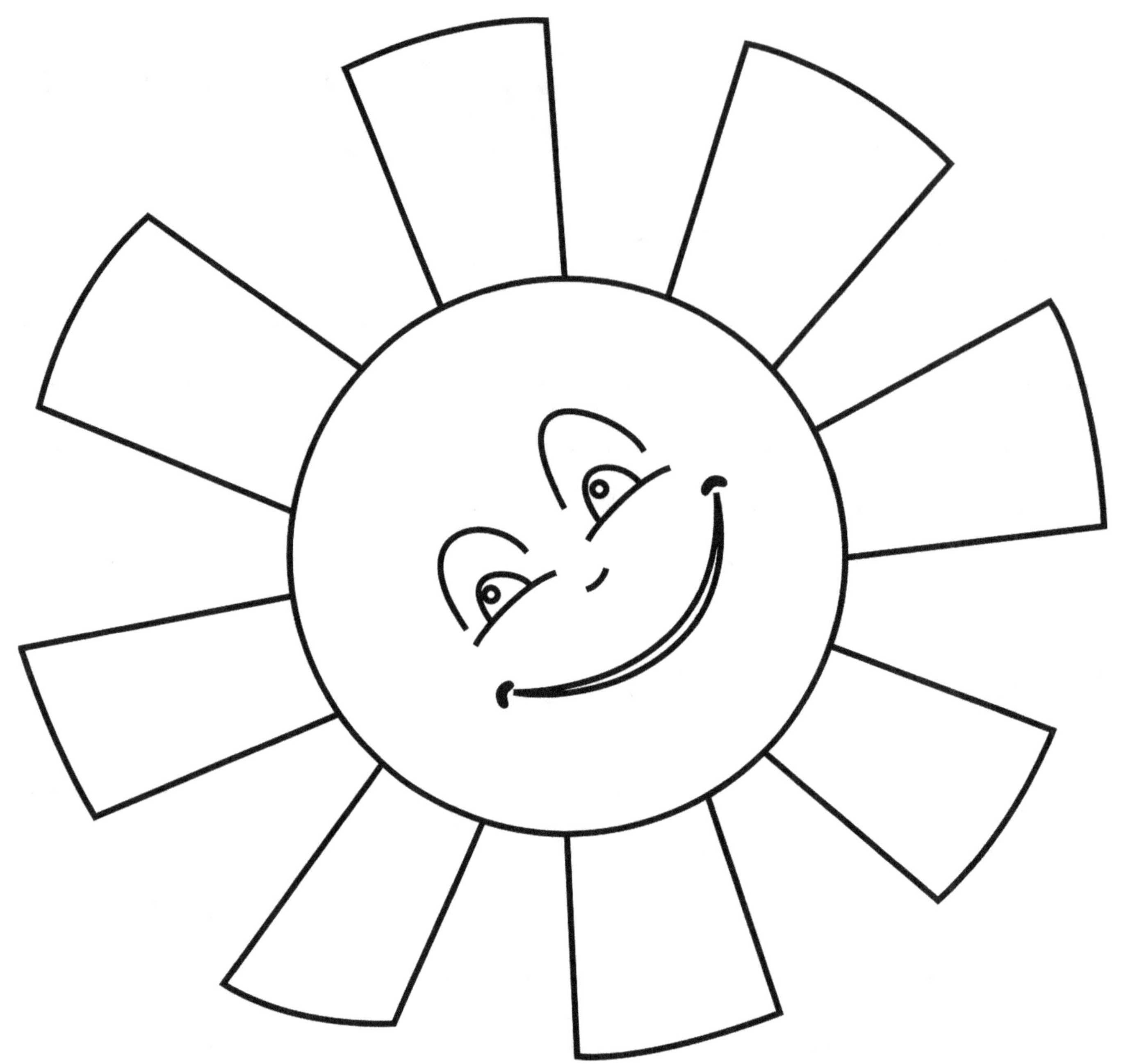
A CHAQUE JOUR
SUFFIT SA PEINE

Comment je me sens :

____

____

____

____

Ce que je prévois de faire aujourd'hui :

____

____

____

____

Ce que je prévois de faire demain :

____

____

____

____

Date :

COURAGE

Comment je me sens :

Ce que je prévois de faire aujourd'hui :

Ce que je prévois de faire demain :

Date :

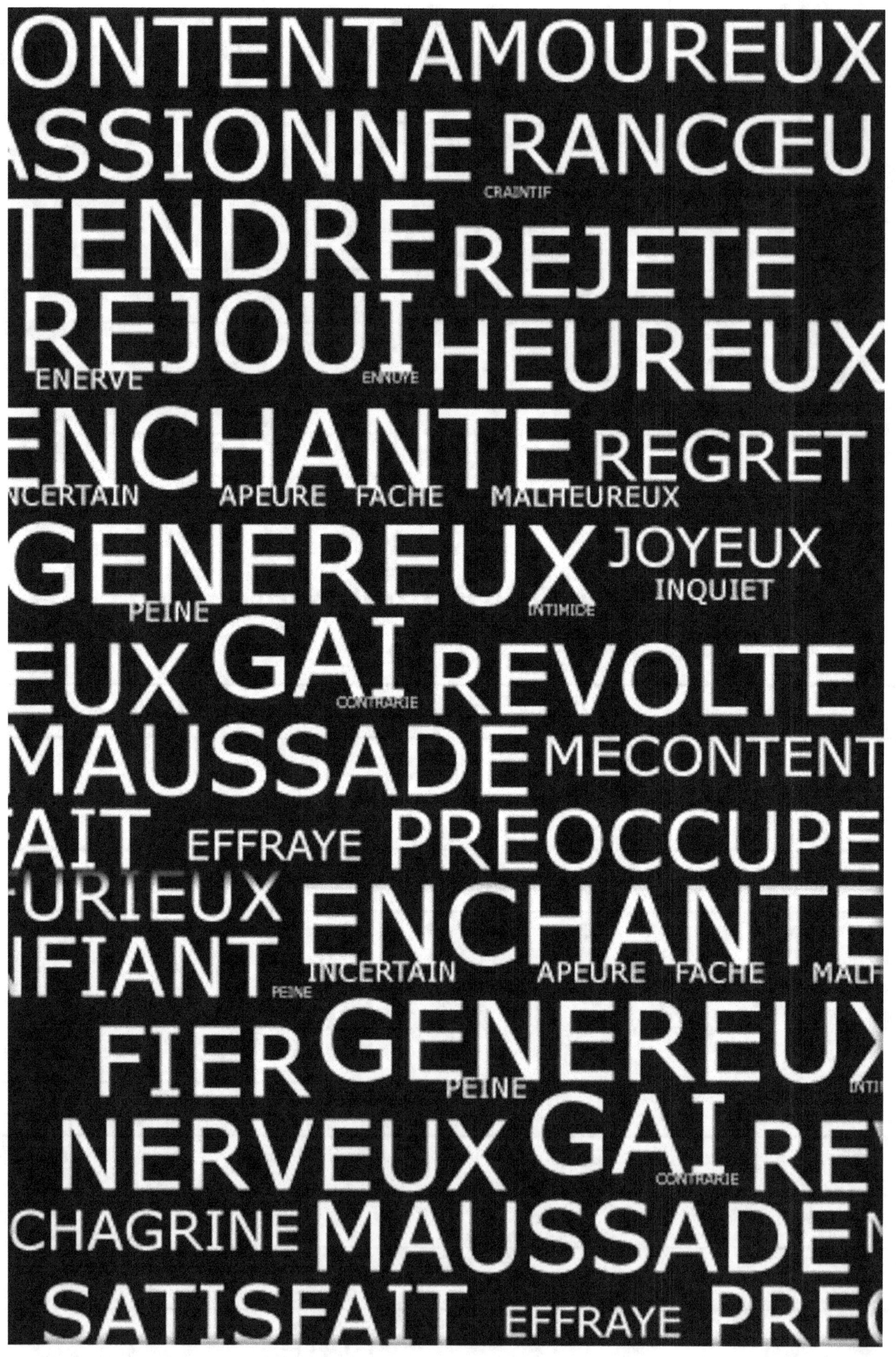

CONTENT AMOUREUX
PASSIONNE RANCŒUR
CRAINTIF
TENDRE REJETE
REJOUI HEUREUX
ENERVE ENNUYE
ENCHANTE REGRET
INCERTAIN APEURE FACHE MALHEUREUX
GENEREUX JOYEUX
INQUIET
PEINE INTIMIDE
EUX GAI REVOLTE
CONTRARIE
MAUSSADE MECONTENT
FAIT EFFRAYE PREOCCUPE
FURIEUX ENCHANTE
NFIANT INCERTAIN APEURE FACHE MALF
PEINE
FIER GENEREUX
PEINE INTI
NERVEUX GAI REV
CONTRARIE
CHAGRINE MAUSSADE M
SATISFAIT EFFRAYE PREC

Comment je me sens :

____

____

____

____

Ce que je prévois de faire aujourd'hui :

____

____

____

____

Ce que je prévois de faire demain :

____

____

____

____

Date :

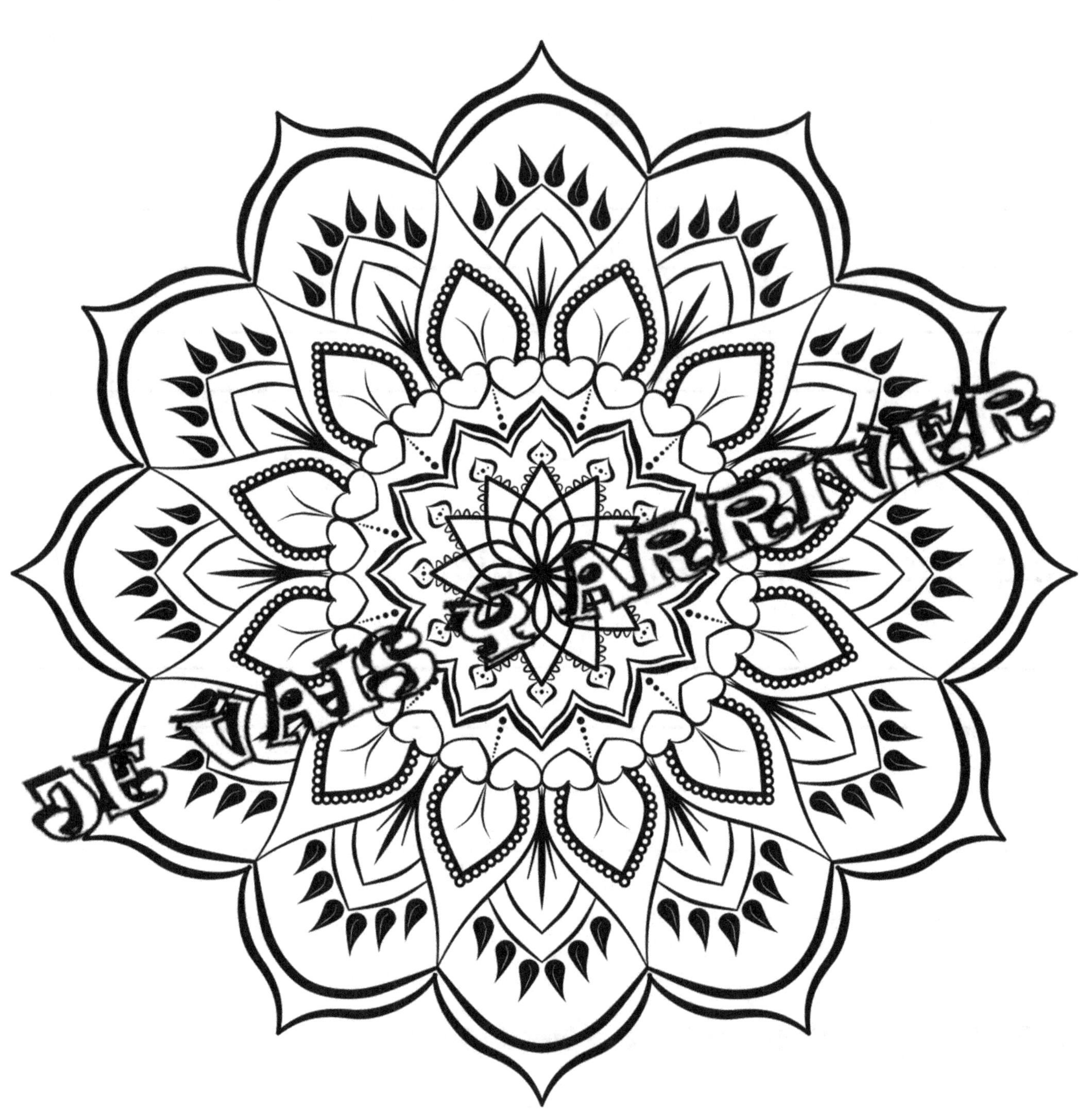
JE VAIS Y ARRIVER

Comment je me sens :

____

____

____

____

Ce que je prévois de faire aujourd'hui :

____

____

____

____

Ce que je prévois de faire demain :

____

____

____

____

Date :

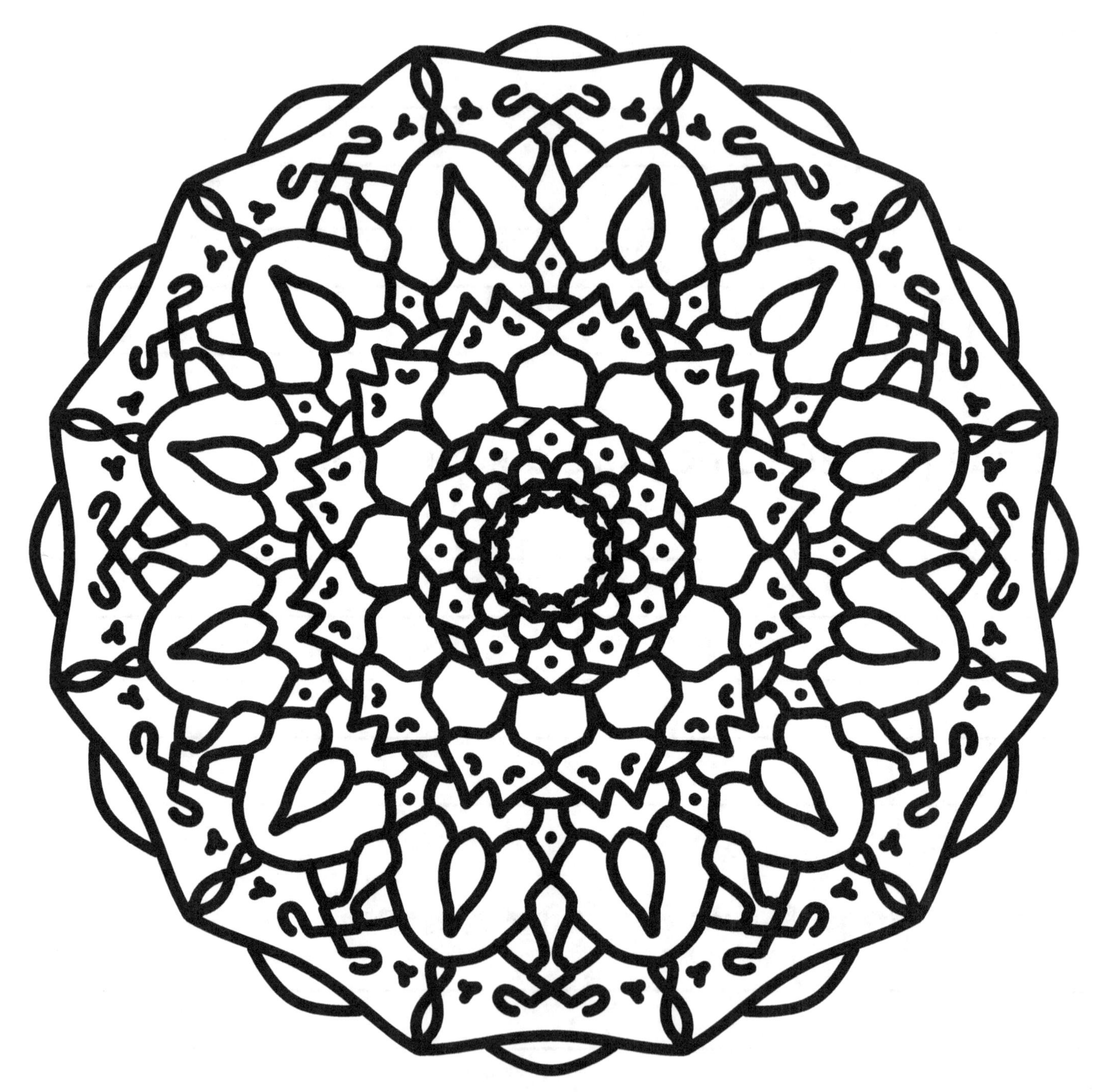

JE VAIS REUSSIR

Comment je me sens :

____

____

____

____

Ce que je prévois de faire aujourd'hui :

____

____

____

____

Ce que je prévois de faire demain :

____

____

____

____

Date :

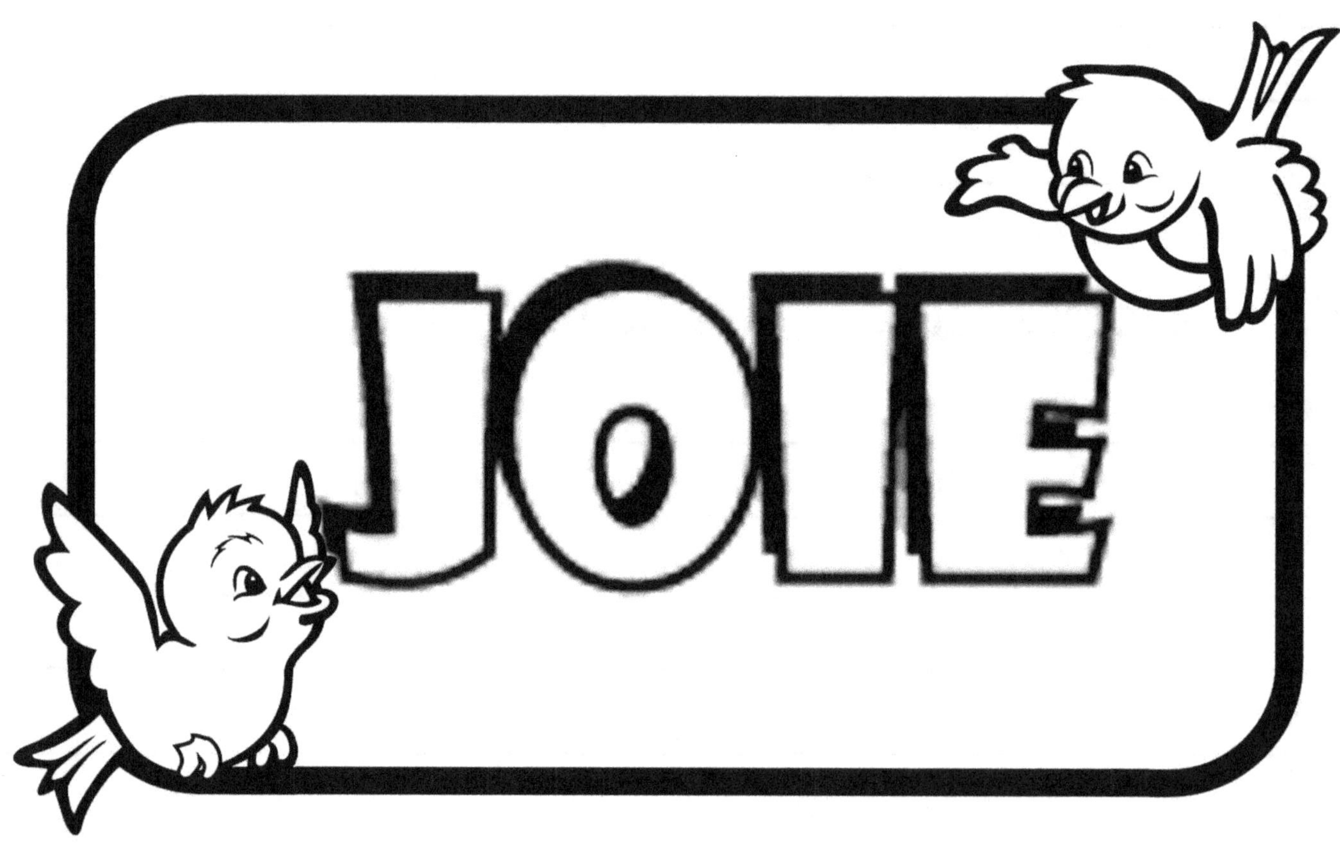
JOIE

Comment je me sens :

____

____

____

____

Ce que je prévois de faire aujourd'hui :

____

____

____

____

Ce que je prévois de faire demain :

____

____

____

____

Date :

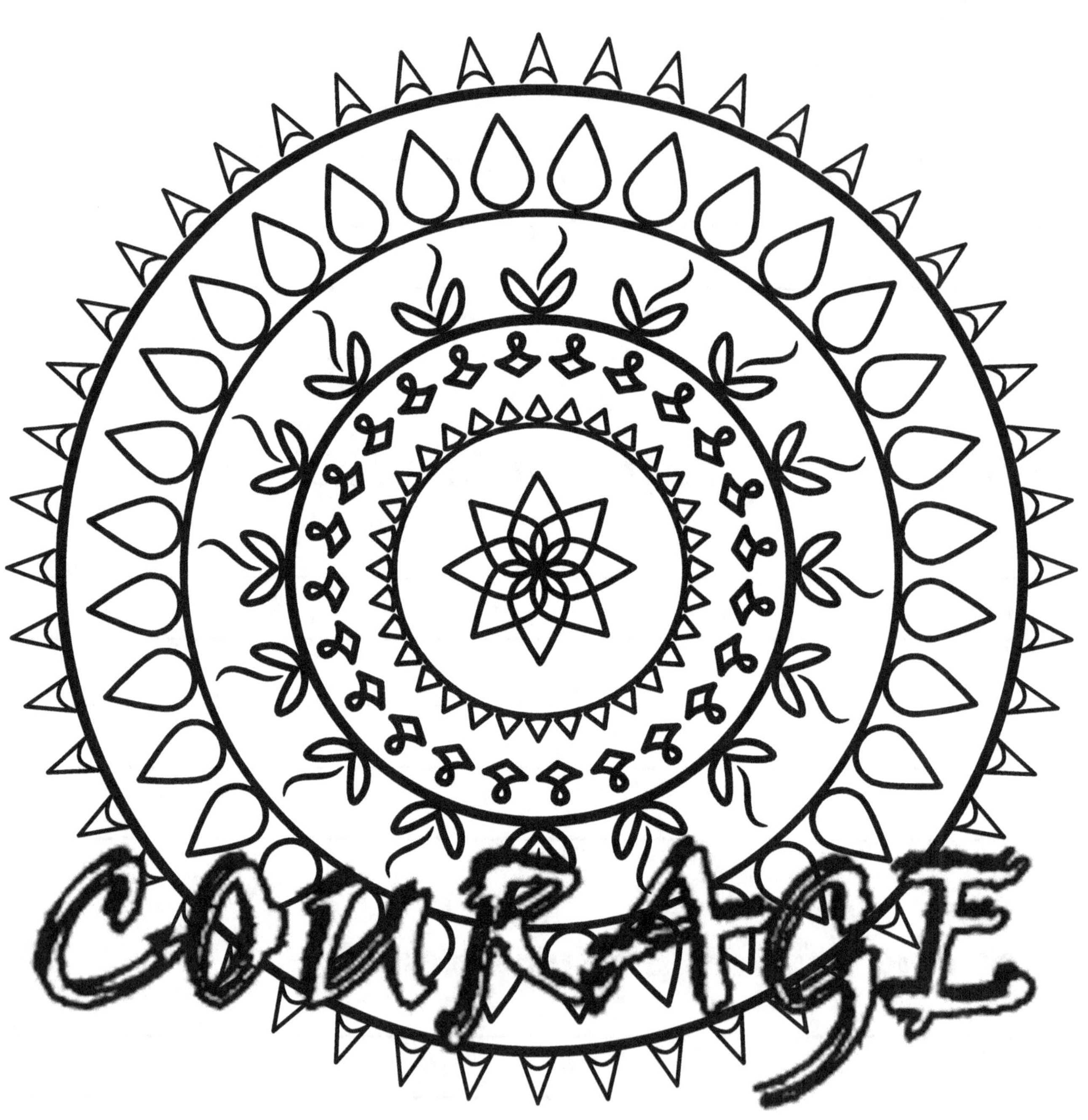
COURAGE

Comment je me sens :

____

____

____

____

Ce que je prévois de faire aujourd'hui :

____

____

____

____

Ce que je prévois de faire demain :

____

____

____

____

Date :

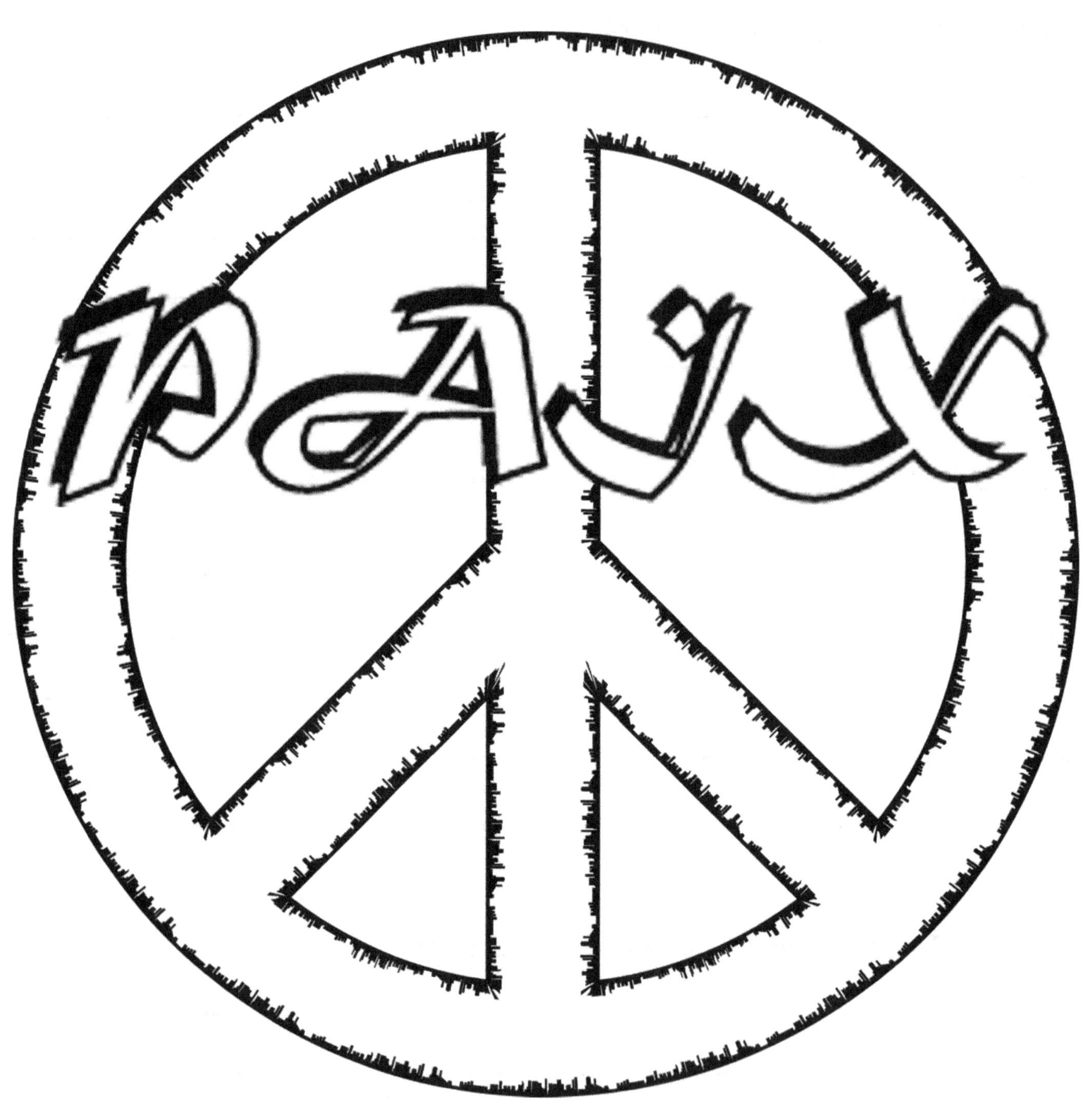

PAIX

Comment je me sens :

____

____

____

____

Ce que je prévois de faire aujourd'hui :

____

____

____

____

Ce que je prévois de faire demain :

____

____

____

____

Date :

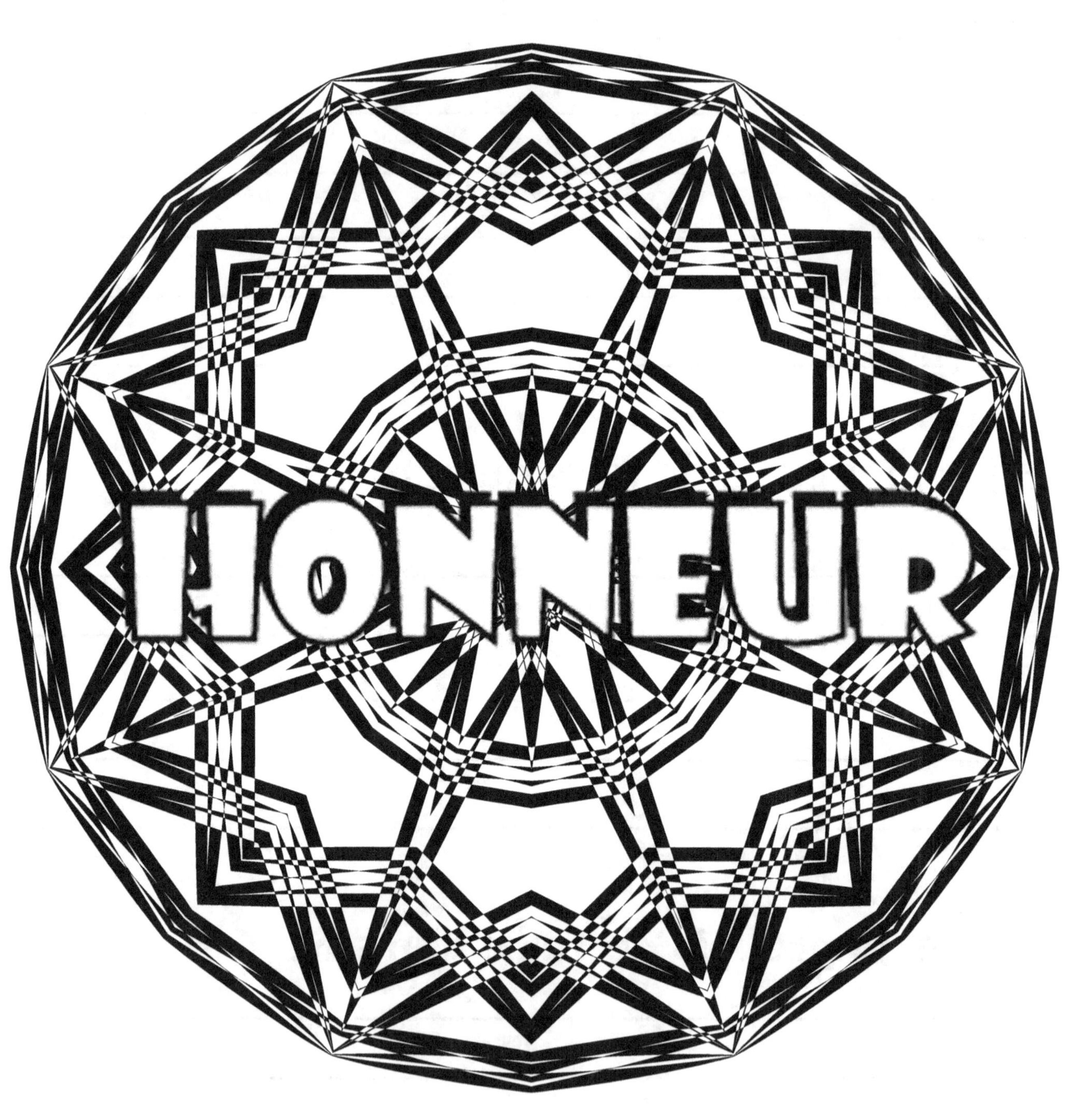
HONNEUR

Comment je me sens :

____

____

____

____

Ce que je prévois de faire aujourd'hui :

____

____

____

Ce que je prévois de faire demain :

____

____

____

____

Date :

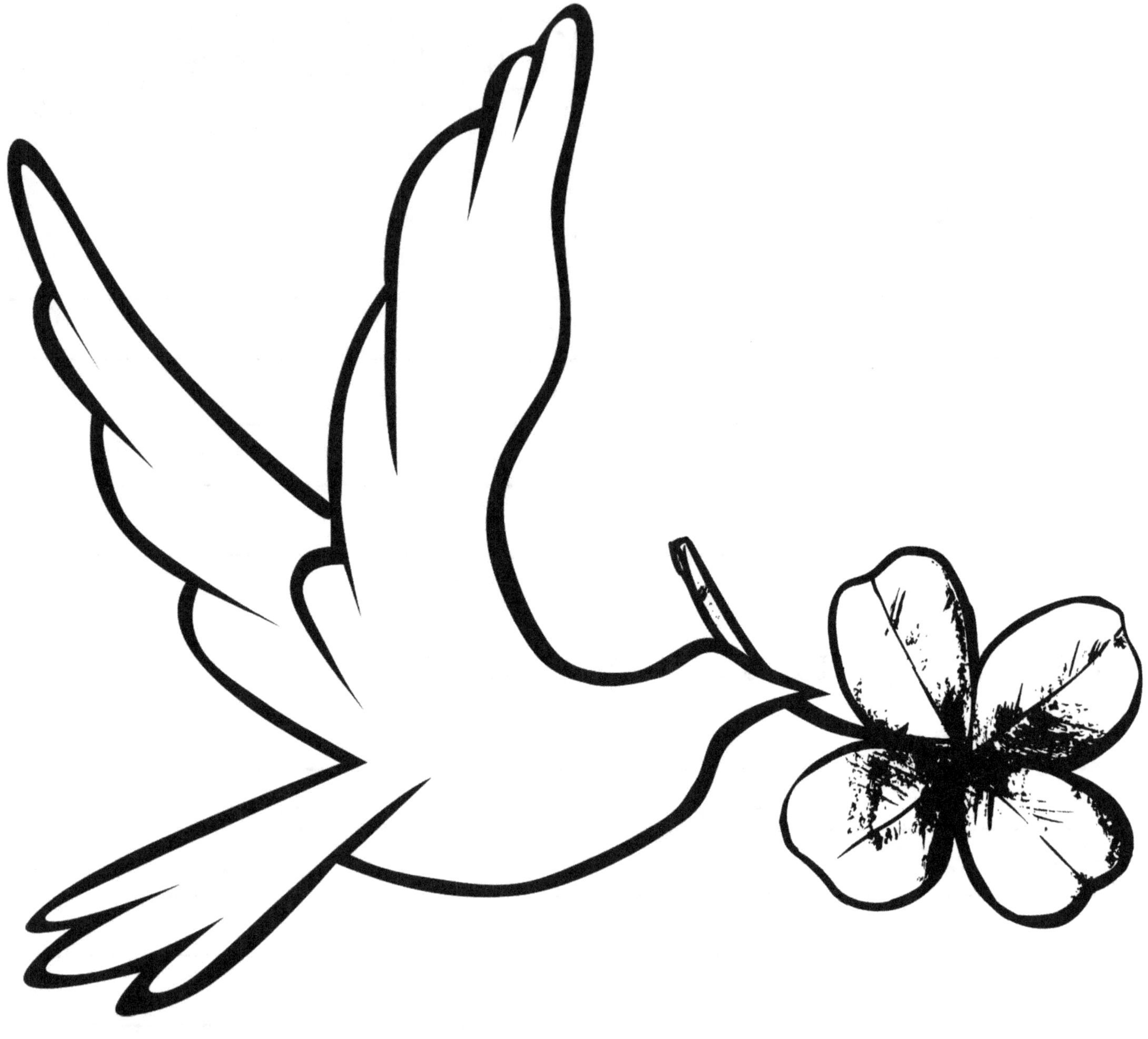

PAX

Comment je me sens :

____

____

____

____

Ce que je prévois de faire aujourd'hui :

____

____

____

____

Ce que je prévois de faire demain :

____

____

____

____

Date :

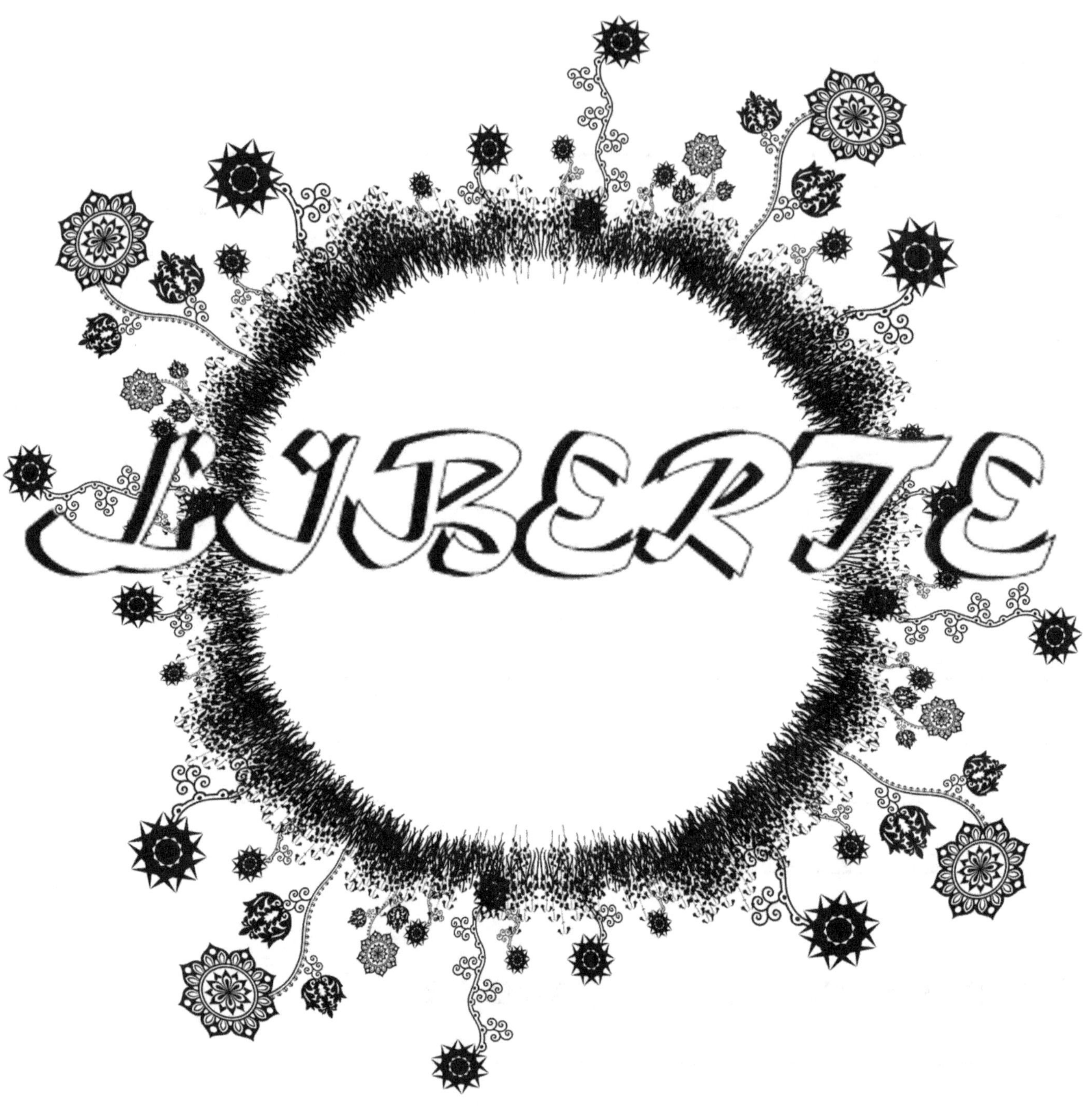
LIBERTÉ

Comment je me sens :

____
____
____
____

Ce que je prévois de faire aujourd'hui :

____
____
____
____

Ce que je prévois de faire demain :

____
____
____
____

Date :

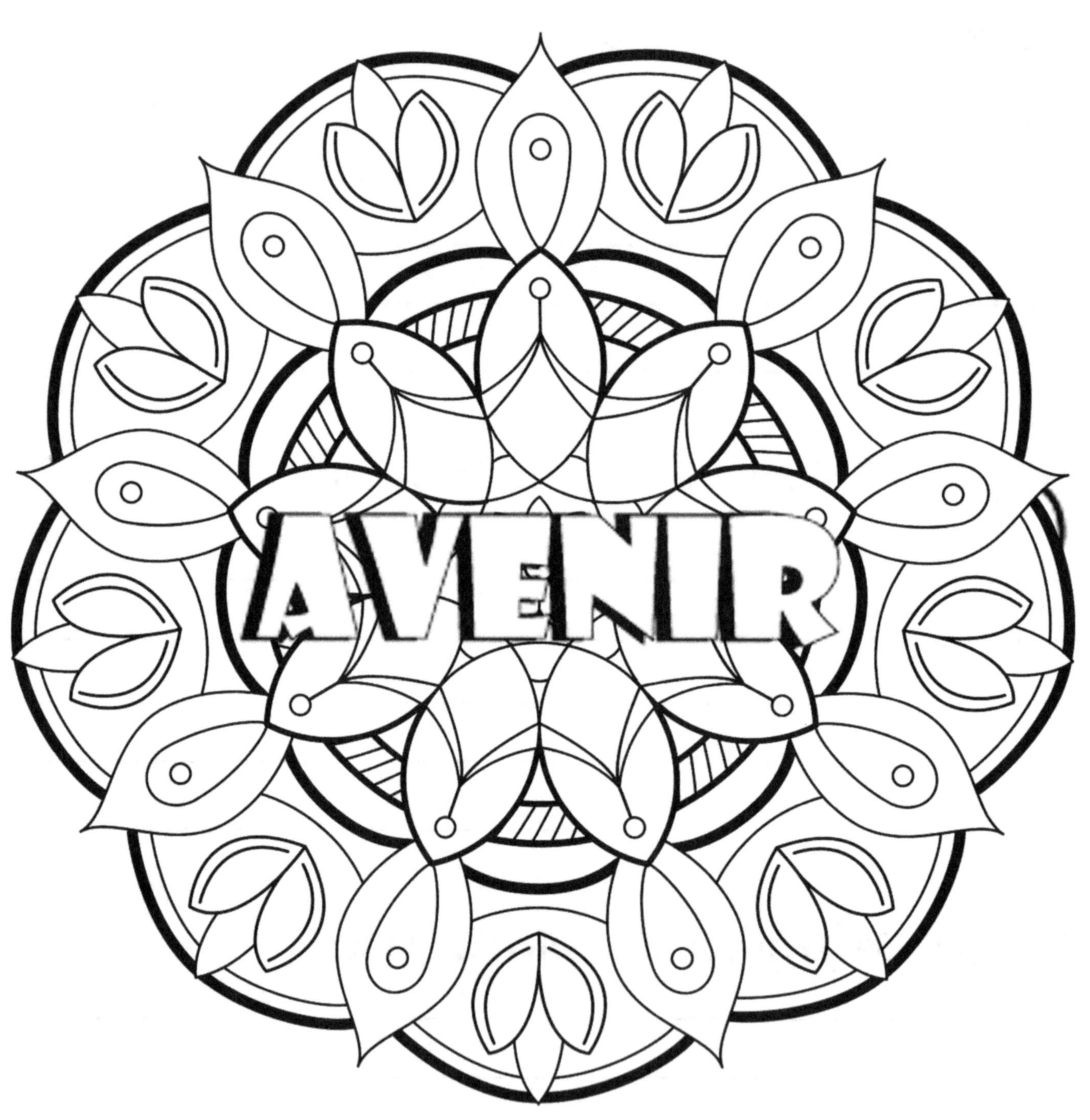
AVENIR

Comment je me sens :

____

____

____

____

Ce que je prévois de faire aujourd'hui :

____

____

____

____

Ce que je prévois de faire demain :

____

____

____

____

Date :

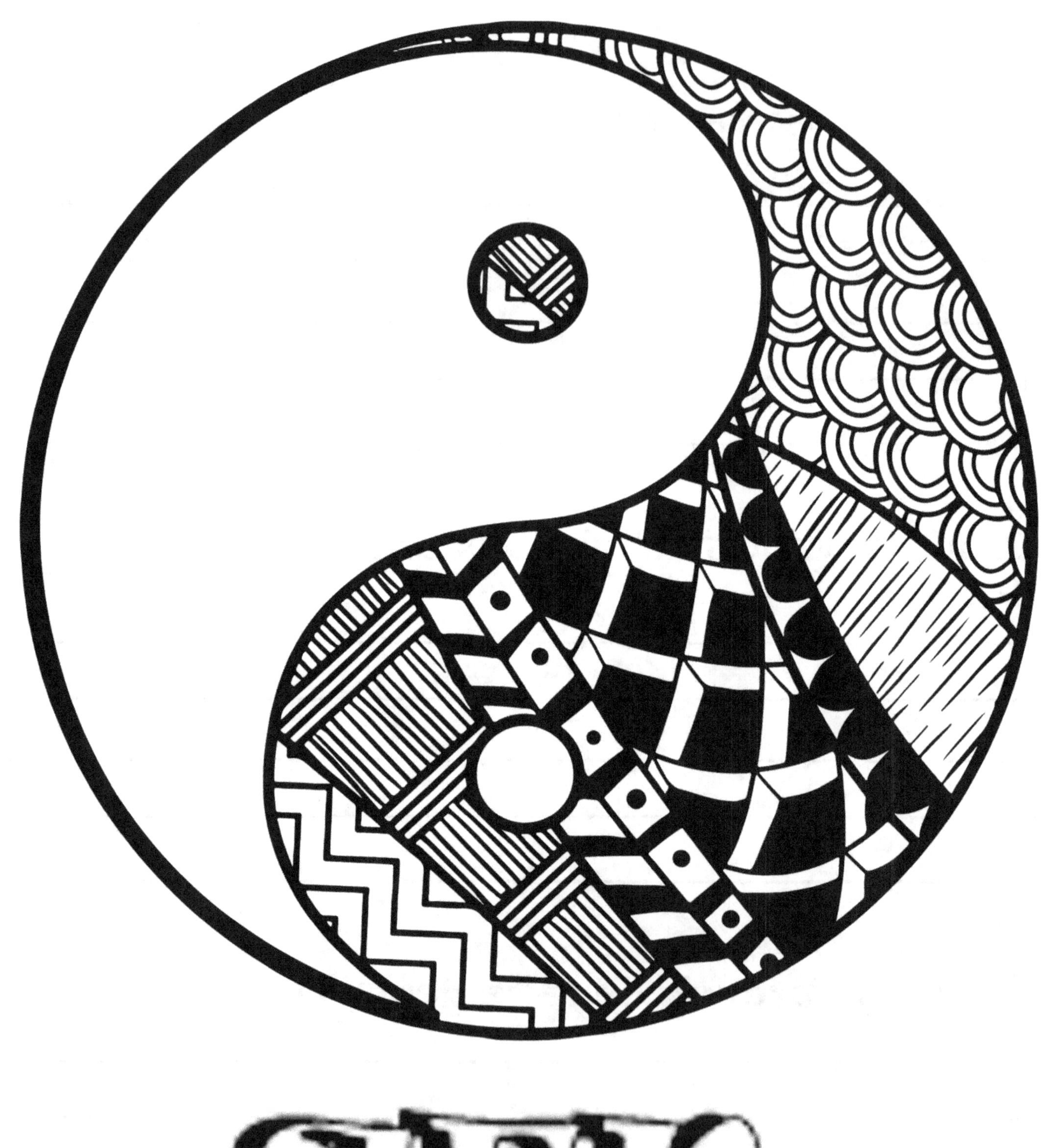

ZEN

Comment je me sens :

____

____

____

____

Ce que je prévois de faire aujourd'hui :

____

____

____

____

Ce que je prévois de faire demain :

____

____

____

____

Date :

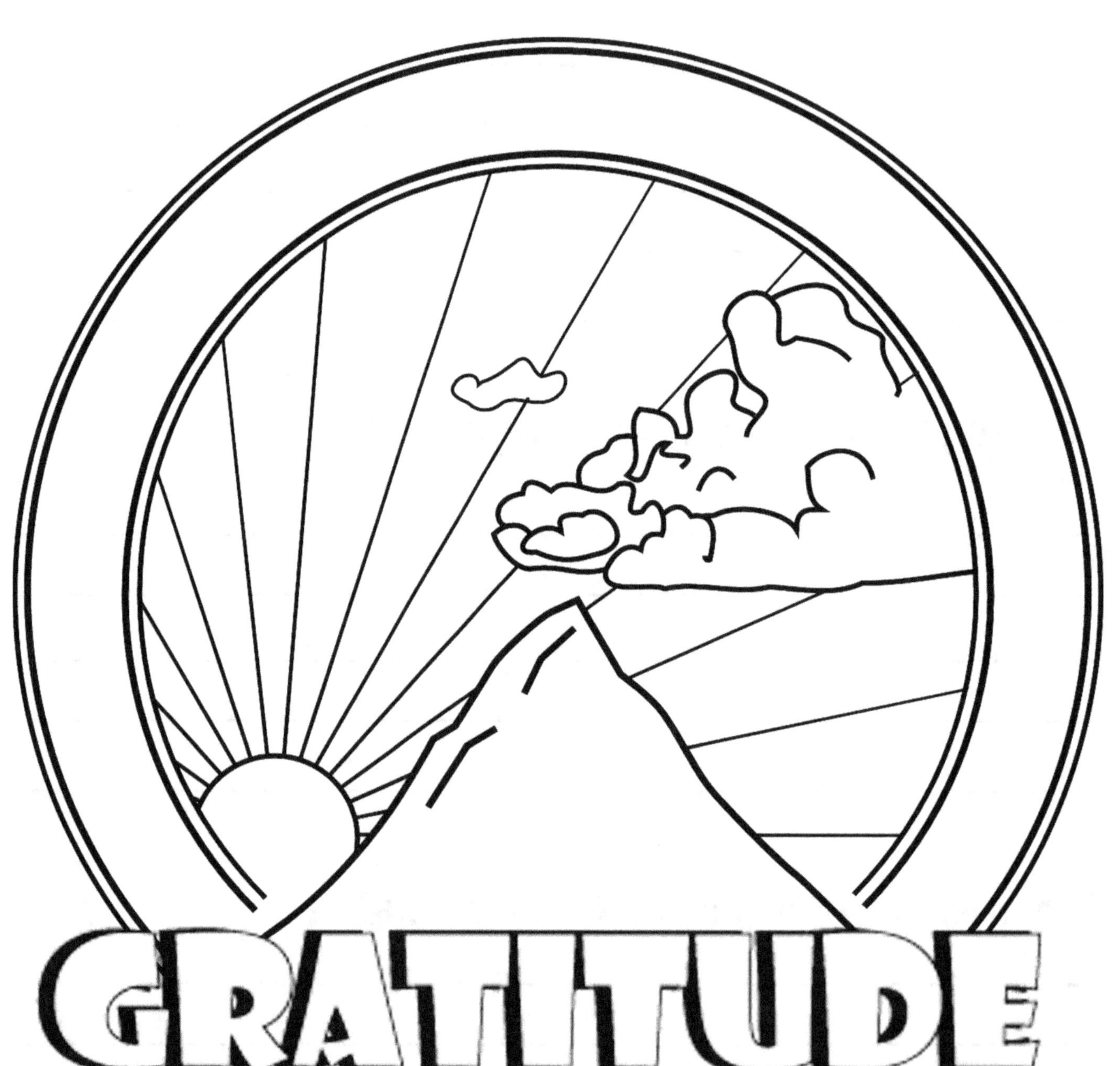

GRATITUDE

Comment je me sens :

____

____

____

____

Ce que je prévois de faire aujourd'hui :

____

____

____

____

Ce que je prévois de faire demain :

____

____

____

____

Date :

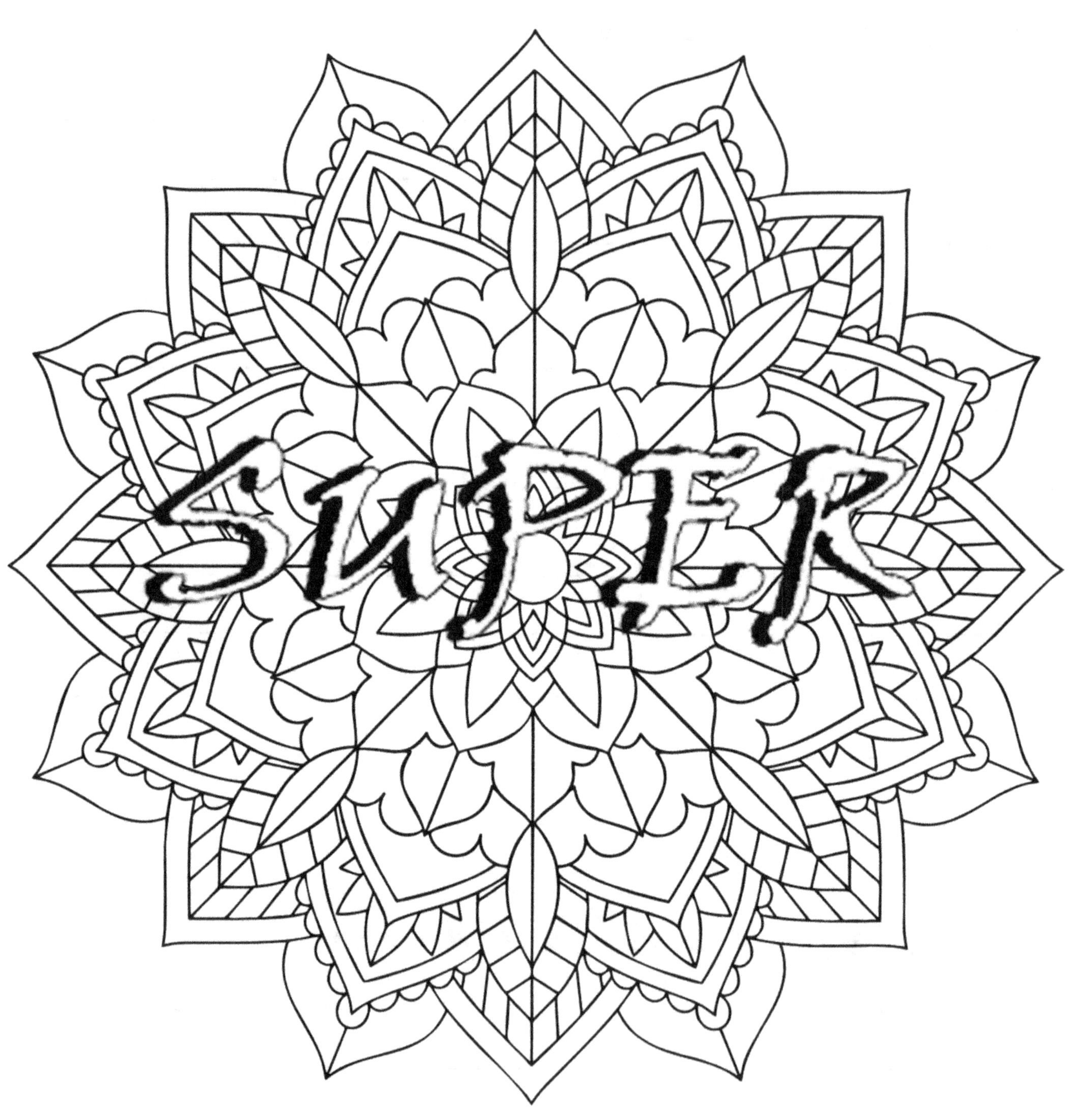

SUPER

Comment je me sens :

____

____

____

____

Ce que je prévois de faire aujourd'hui :

____

____

____

____

Ce que je prévois de faire demain :

____

____

____

____

Date :

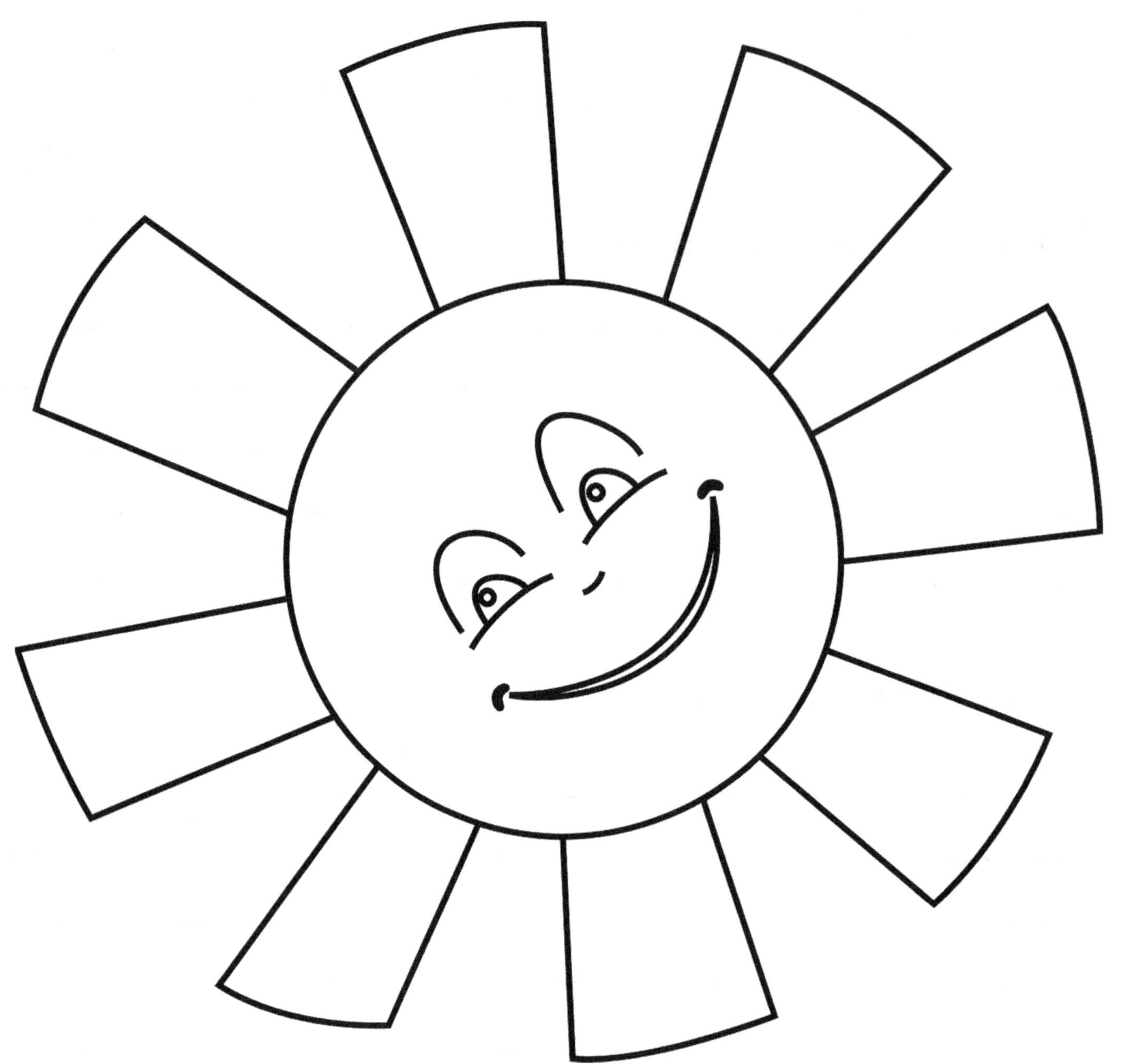
A CHAQUE JOUR
SUFFIT SA PEINE

Comment je me sens :

____

____

____

____

Ce que je prévois de faire aujourd'hui :

____

____

____

____

Ce que je prévois de faire demain :

____

____

____

____

Date :

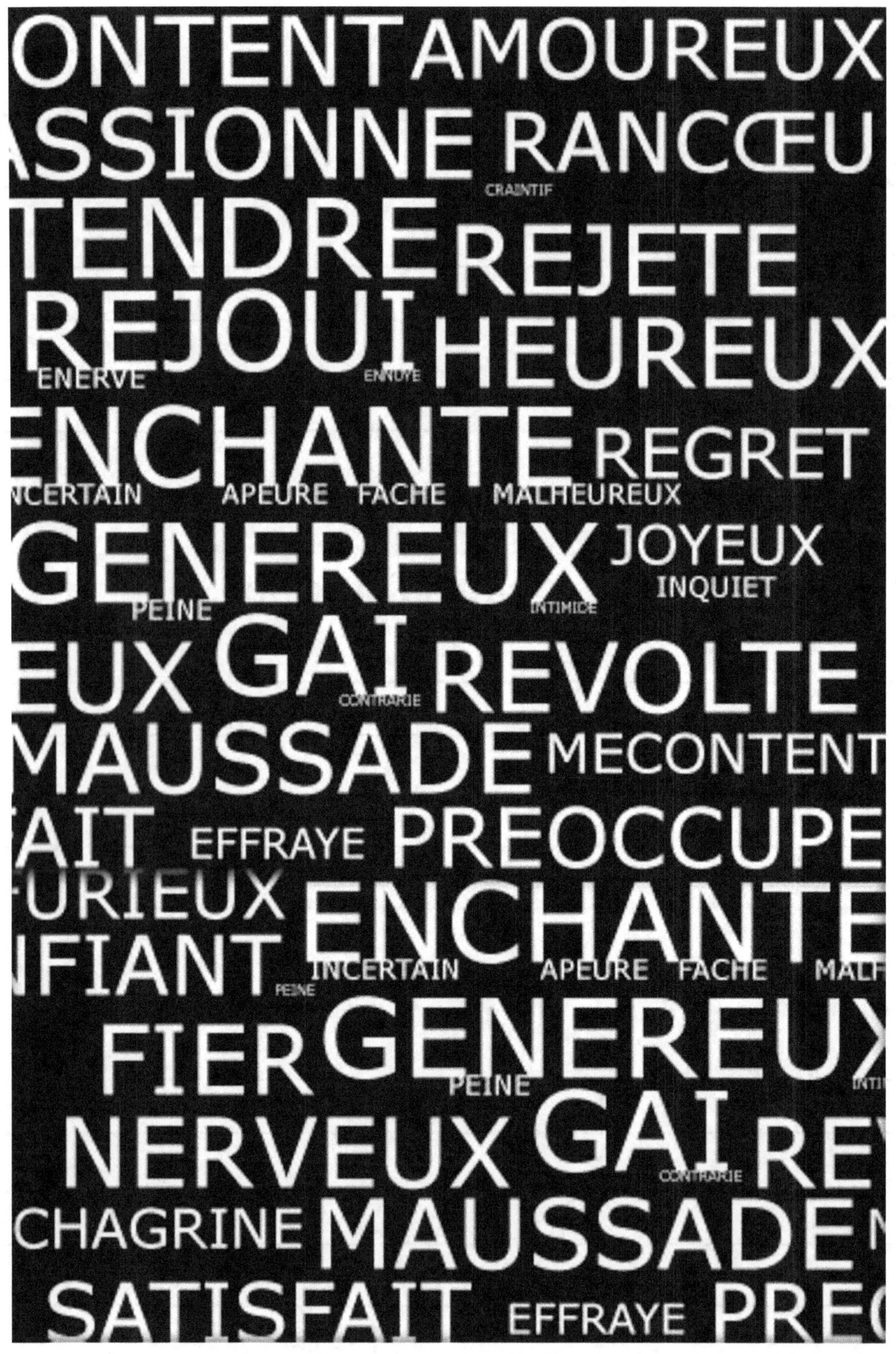

CONTENT AMOUREUX
ASSIONNE RANCŒU
CRAINTIF
TENDRE REJETE
REJOUI HEUREUX
ENERVE ENNUYE
ENCHANTE REGRET
INCERTAIN APEURE FACHE MALHEUREUX
GENEREUX JOYEUX
INQUIET
PEINE INTIMIDE
EUX GAI REVOLTE
CONTRARIE
MAUSSADE MECONTENT
AIT EFFRAYE PREOCCUPE
FURIEUX ENCHANTE
NFIANT INCERTAIN APEURE FACHE MALF
PEINE
FIER GENEREUX
PEINE INTI
GAI
NERVEUX REV
CONTRARIE
CHAGRINE MAUSSADE
SATISFAIT EFFRAYE PREO

Comment je me sens :

____

____

____

____

____

Ce que je prévois de faire aujourd'hui :

____

____

____

____

Ce que je prévois de faire demain :

____

____

____

____

Date :